T0055278

# Feng Shui

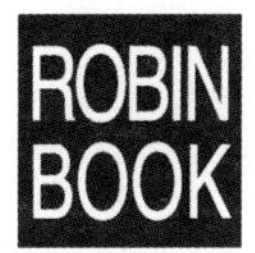

# Feng Shui

Angelina Shepard

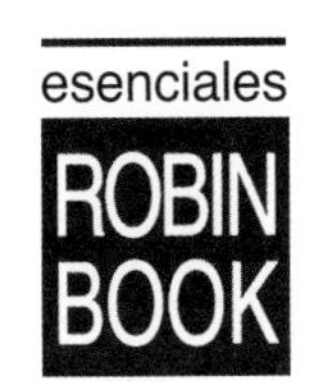

Diseño de cubierta: Regina Richling

Ilustración de cubierta: iStockphoto.

Diseño interior: Eva Alonso

ISBN: 978-84-9917-352-8

Depósito legal: B-5681-2014

Impreso por Lito Stamp, Perú, 144, 08020 Barcelona

Impreso en España - *Printed in Spain*

# Índice

Introducción .......... 09

**1. El Feng Shui como forma de vida** .......... 15
Un movimiento en espiral .......... 22
El I Ching .......... 26
El mapa Bagua .......... 28
Instrucciones para emplear el Bagua en nuestra vida .......... 30
Las formas naturales del hogar .......... 36
El poder curativo de las formas geométricas .......... 40
Fractales, laberintos y mandalas .......... 40
El Sol como símbolo de vida .......... 45
El agua en la casa .......... 49
Las corrientes de agua subterránea .......... 52
El aire y el sonido .......... 54
Los colores en la decoración .......... 57
El hogar como manifestación del subconsciente .......... 59
¿Qué simboliza cada habitación? .......... 62

**2. La casa elemental** .............................. 71
Los flujos de energía en el hogar .................. 73
La conexión natural .................................. 79
Activar la energía en la dirección correcta ........................................ 80
Equilibrio, armonía, esencia ........................ 85
Cómo hallar el centro del hogar ............... 88
Un altar en sintonía con nuestra vida ........ 89
Despejar el espacio .................................. 90
El sonido ............................................... 90
Tierra, agua y fuego ................................ 93
Purificación por medio de la luz y el amor .. 94

**3. Feng Shui en el hogar** .......... 99
La zona de entrada .......... 101
La cocina .......... 103
Los dormitorios y zonas de descanso .......... 105
Las zonas de estar .......... 110
El comedor .......... 112
Los dormitorios infantiles .......... 113
El baño .......... 116
Jardines y terrazas .......... 119
El karma de los edificios .......... 121
Una nueva percepción .......... 125

**4. Feng Shui en el lugar de trabajo** .......... 129
El espacio personal .......... 131
El teléfono .......... 134
La mesa de trabajo .......... 135

**Bibliografía** .......... 139

# Introducción

Feng Shui es una antigua ciencia, desarrollada hace más de 3.000 años en China, que revela cómo equilibrar las energías de un espacio para asegurar la salud y la buena fortuna de las personas que lo habitan. Feng significa *viento* y Shui significa *agua*. Sus fundamentos se basan en la visión taoísta de la naturaleza, sobre todo en la idea de que la tierra está viva y llena de Chi o energía.

Los antiguos chinos creían que la energía de la tierra era muy poderosa y que podía ser aprovechada por los hombres en su propio beneficio siempre que se respetaran sus principios. A ello añadían las teorías de yin y el yang y la de los 5 elementos para componer un corpus en el que basar su existencia.

Las principales herramientas utilizadas en un análisis de Feng Shui son la brújula y el bagua. El mapa de la energía del Feng Shui, o bagua, es una red octogonal que contiene los símbolos del *I Ching*, el oráculo antiguo sobre el que se basa el Feng Shui. Conocer el bagua le ayudará a entender la conexión de las áreas específicas de Feng Shui en su hogar pero también en su vida.

Pero en la práctica, ¿qué es el Feng Shui? Aparentemente, el Feng Shui es la simple interacción de los seres humanos y su medio ambiente. Dando un paso más, el Feng Shui le permite influir en estas energías que interactúan para lograr mejoras concretas en su vida. Esta influencia se logra mediante la colocación o el diseño de su entorno en armonía con los principios del flujo de la energía natural. Como resultado, usted (y su vida) puede lograr la armonía la armonía en todo aquello que le rodea. El Feng Shui es práctico y muy fácil de llevar a cabo, por lo que puede serle de gran ayuda tanto en su vida privada como en su entorno laboral.

Feng Shui es el arte de disponer el mobiliario, las posesiones, y usted mismo dentro de un entorno que puede determinar en gran medida su experiencia de vida en todos los niveles. Ofrece una manera única para hacer un ejercicio de introspección y para mirar el mundo en el que nos movemos de cara a traer el equilibrio, la comodidad y la armonía de una manera que es difícil de conseguir por otros medios.

Feng Shui es el estudio de las relaciones entre el medio ambiente y la vida humana. Descubierto por los chinos, el Feng Shui se ha practicado durante siglos para diseñar entornos que mejoren las condiciones para el éxito en la vida. Hace 28.000 años, hombres de las cavernas de Neanderthal decidieron en qué cuevas vivir en base a tres criterios: Preferían las cuevas que se elevaban sobre el terreno, la zona de los alrededores debía poderse ver fácilmente desde la entrada de la cueva, y la fuente de agua tenía que ser de fácil acceso. Estos hallazgos muestran que incluso nuestros antepasados eran naturalmente conscientes de los efectos que podía producir su entorno en su vida. Curiosamente, los tres criterios mencionados están en armonía con los principios básicos del Feng Shui, que han evolucionado y se han tornado más sofisticados. Por lo tanto, el Feng Shui es tan relevante y beneficioso para la humanidad hoy en día como lo fue hace 28.000 años.

Feng Shui se basa en una visión holística del mundo. Todas las cosas y criaturas forman parte de un orden natural que se halla en constante evolución. Cada elemento en este orden na-

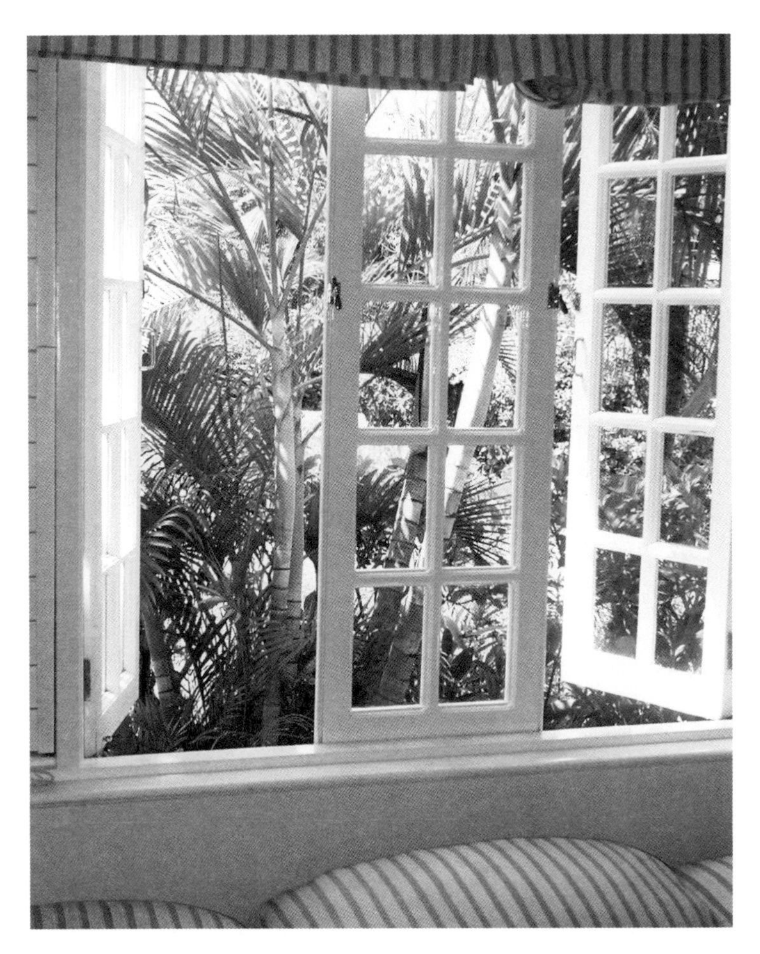

tural tiene un valor energético importante. Plantas, animales, personas y cosas tienen una misma energía que fluye a través del mundo. Y su cuerpo es el vehículo o medio que emplea para circular. El Feng Shui le permite diseñar su entorno personal de acuerdo a los mismos principios universales de flujo de energía por el que los planetas giran en sus órbitas y galaxias a través del espacio.

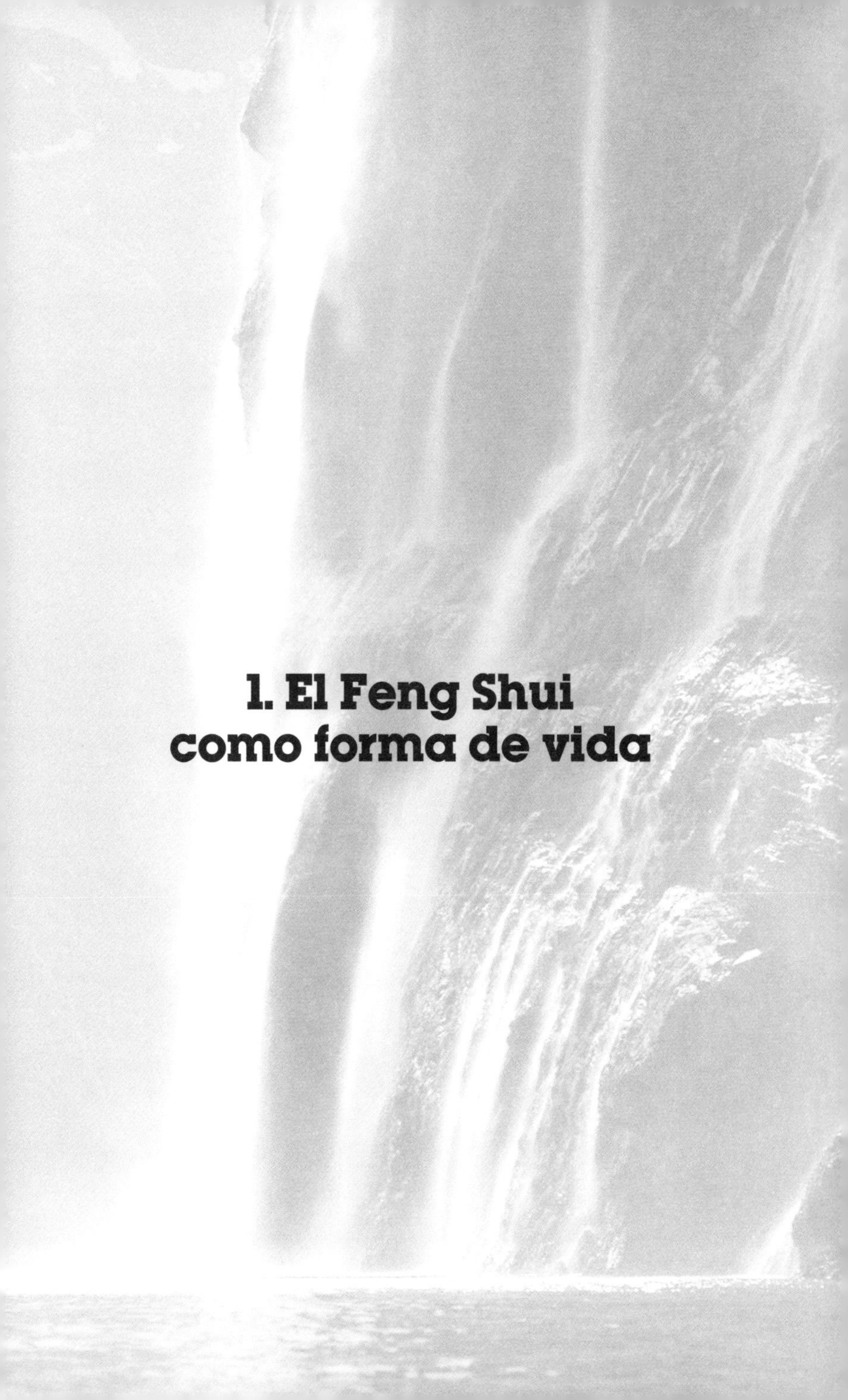

# 1. El Feng Shui como forma de vida

Médicos e investigadores de medio mundo trabajan hoy en día en modernos laboratorios investigando cómo el medio ambiente afecta a nuestra salud y bienestar individual. Gracias a ello, la construcción de los edificios ha experimentado notables cambios en los últimos años y han surgido materiales menos dañinos para la salud. Se ha comprobado que los radares, las antenas de telefonía y los cables de alta tensión producen graves enfermedades y que el color y la luz afectan el comportamiento humano.

El Feng Shui se aplica hoy en día en Occidente en la distribución de los muebles del hogar, en los colores en cada habitación o en la ubicación del edificio, por ejemplo, ya que aporta el equilibrio y la energía positiva necesaria. En definitiva, intenta utilizar aquellos elementos que se encuentran a nuestro alcance para aprovechar las energías más favorables.

Pero el Feng Shui va más allá del estudio de la energía en el hogar. Toda materia vibra por una corriente de energía que los chinos denominaron Chi, los japoneses llamaron Ki y los hindúes Brahma. Investigadores chinos desarrollaron un mapa detallado del Chi humano, revelado a partir de unas líneas de energía a las que llamaron meridianos y que forman las bases de la práctica de la acupuntura y la terapia del masaje shiatsu.

Esta energía invisible fluye constantemente en todas las formas de vida. La Tierra tiene meridianos similares y puntos de concentración de fuerza reconocidos como lugares de gran energía y espiritualidad.

Los que dominan el Feng Shui suelen consultar un compás

geomántico. El instrumento se compone de una pequeña brújula colocada en el centro de lo que viene a ser una carta astrológica. Contiene varios círculos concéntricos, divididos por líneas, que aportan datos sobre las constelaciones, las estaciones, los ciclos solares, etc. Cuando se analiza un terreno o un edificio, se efectúan varias lecturas con el compás geomántico. El experto en Feng Shui observa dónde se cruza la

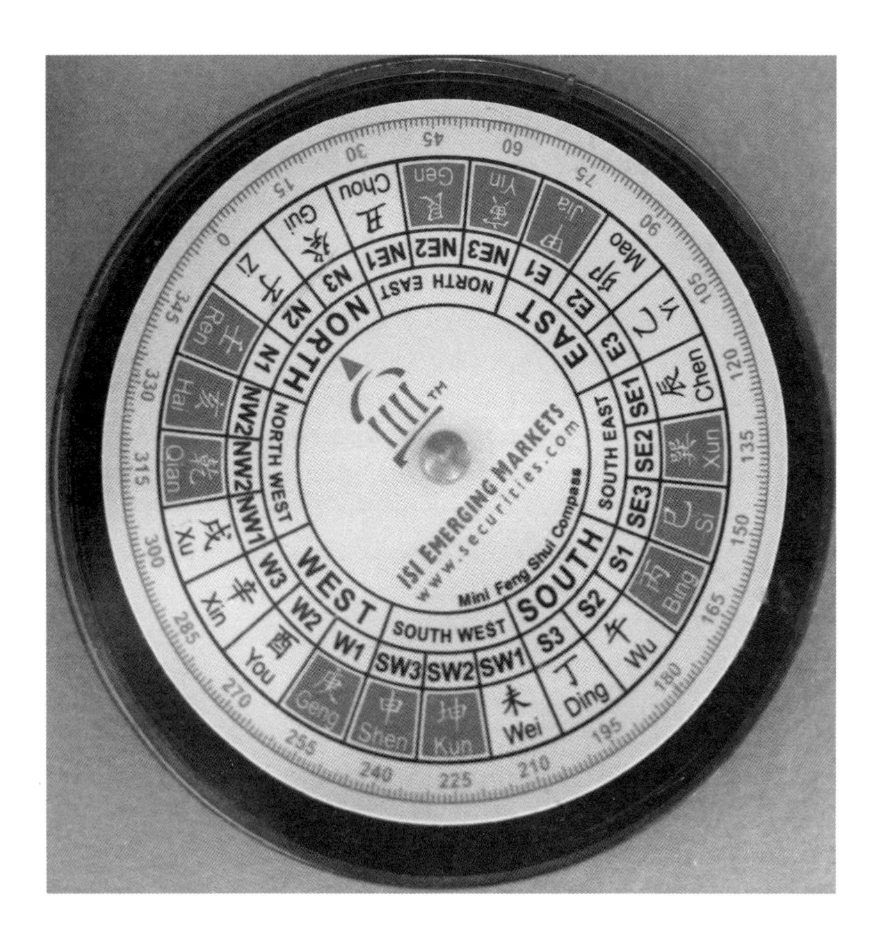

aguja imantada con los círculos y las líneas exteriores, y basándose en ello, determina lo que se necesita para "purificar" determinado lugar.

Hoy en día, el empleo del compás geomántico ha dado paso a un Feng Shui más intuitivo utilizado por arquitectos y diseñadores de espacios. Para activar o disminuir la energía se estudia el empleo del color, las formas, las texturas, los patro-

## El compás geomántico

El compás del geomántico, la herramienta de adivinación que empleaba el maestro clásico, mostraba el patrón eterno de la espiral, que reflejaba el movimiento infinito del Chi entre el cielo y la Tierra. Después de colocar los anillos alineados con las cadenas montañosas o los ríos, el maestro de Feng Shui podía detectar los bloqueos o las fuentes del Chi de la misma manera que el adivino lo hace con su varita mágica o el acupuntor con el pulso.

El geomante daba consejos sobre la forma y la orientación de una vivienda, la colocación de la entrada u otros detalles de su diseño, como por ejemplo, el lugar donde debían situarse los dormitorios o las cocinas para conseguir un ambiente más armónico. Se hacía primero un estudio astrológico de los residentes, puesto que muchas de las decisiones dependían de las características de los habitantes de la casa, el uso de las habitaciones y la comprensión general de los aspectos más sutiles del mundo invisible.

## El Feng Shui intuitivo

Enraizado en una cosmología universal como la filosofía oriental, el Feng Shui intuitivo depende de la claridad y la comprensión del diseñador. Si hay bloqueos, los profesionales pueden abrir caminos para que fluya la energía haciendo varios ajustes. Para activar o disminuir la energía, los profesionales analizan detalladamente los colores, las formas, las texturas, los patrones y los materiales, de la misma forma que analizaría la dieta alimentaria como factor que afecta el equilibrio interno.

El Feng Shui intuitivo se diferencia del clásico en que el profesional se centra en el instinto, en el sentimiento y en la intuición. Estas tres fuerzas, constantemente activadas en todos los individuos, son las verdaderas fuentes de la sabiduría heredada que formó las filosofías cosmológicas de las antiguas culturas. Quien practica el Feng Shui intuitivo aprende a descubrir la sabiduría interior.

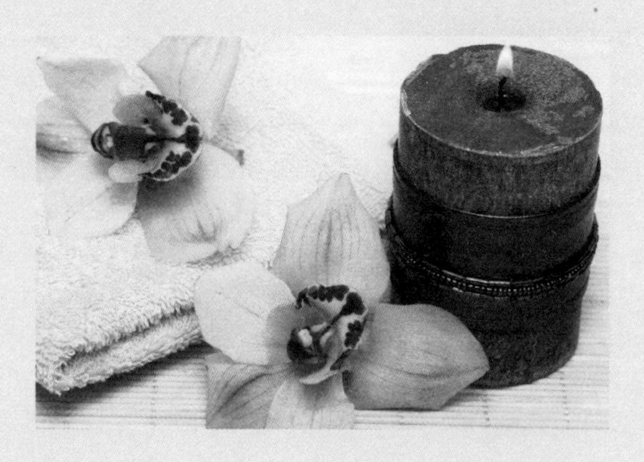

nes y los materiales. El Feng Shui intuitivo aprende a descubrir la sabiduría interior, basándose en aspectos como la claridad, el juicio y la acumulación de experiencia intuitiva.

El Feng Shui es un sistema para crear lugares "con alma", ya que nos enseña que las casas deben ser armoniosas y equilibradas. Pese a que el Feng Shui tiene su origen en China, todas las culturas antiguas poseen rituales, mitos y tradiciones que se basan en el hecho de que los espacios donde vivimos afectan profundamente nuestro bienestar. El propósito de estos sistemas era el de crear ambientes que se hallen en equilibrio con las fuerzas del Universo.

En la antigua China, el Feng Shui era un asunto de estado, por lo que sólo las construcciones imperiales y las de los nobles tenían acceso a este sistema, de ahí que también se conozca como "el sistema de reyes y emperadores". Tanto los jardines, como los palacios y las ciudades de China y Japón se orientan en lo posible mirando hacia el sur. Los chinos creían que todo el poder procedía de lo alto, del cielo, y no lo concebían como un ser personal. El intermediario, el que producía el equilibrio de esa fuerza tremenda y nuestro mundo era el emperador. Por eso se le compara con la estrella polar, el movimiento de las constelaciones parece ser una rueda alrededor de ese centro fijo de la estrella, a su vez, el soberano celeste. Aquí en la Tierra todo gira alrededor del emperador, que se sitúa en su palacio erigido en el norte de la ciudad.

# Un movimiento en espiral

La energía tiene un movimiento en espiral que puede apreciarse en distintos fenómenos de la naturaleza, como las nubes, los huracanes, los tornados, el agua, etc. Mientras que en el hemisferio norte, dicho movimiento es de izquierda a derecha, en el hemisferio sur el movimiento es de derecha a izquierda, en el sentido de las agujas del reloj.

Este patrón de la naturaleza también puede observarse en las ramas de los árboles, los cuernos de los ciervos o las formas de las conchas. En los seres humanos ese patrón aparece en los movimientos de los espermatozoides y del óvulo, incluso en las hélices del ADN.

El movimiento en espiral es la expresión de la energía del Chi. Al igual que su similar chino, la palabra japonesa Fu Sui significa viento y agua respectivamente. Con esas alusiones a elementos naturales esenciales, tanto chinos como japoneses concibieron una ciencia que se encargaba de determinar la forma energética y el mejor lugar para edificar una casa, situar una tumba, desarrollar un jardín o diseñar una ciudad entera, dentro de su entorno artificial o natural. La geomancia entiende al ser humano dentro de una concepción holística del cosmos, concibiéndolo como una pieza integral de la naturaleza y sus campos de energía.

El Feng Shui, desde su origen, se ha ocupado de los paisajes, pues precisamente en sus albores se aplicaba para buscar el emplazamiento más propicio para las tumbas. Los elementos del entorno, la dirección y el equilibrio energético

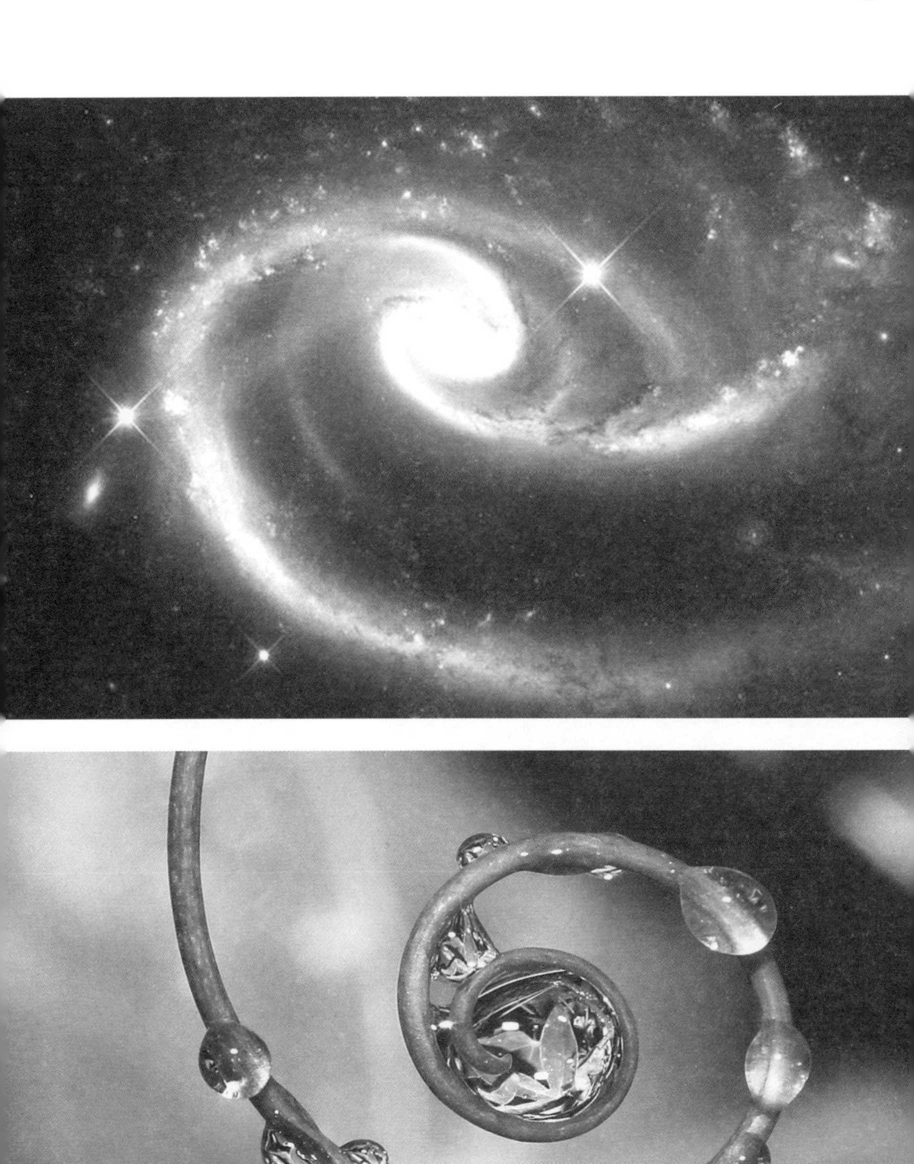

# El Chi y el Feng Shui

Cuando el Chi fluye sin trabas ejerce una influencia positiva y aporta energía vital a todo lo que encuentra en su camino. La energía circula imitando el fluir del agua, surge de un proceso, partiendo del lugar donde se genera la energía (un manantial), luego fluye (por ríos) hasta acumularse y estancarse (desemboca en el océano) y por último se transforma (evapora) para volver a nacer (lluvia). Cuando se bloquea y se estanca o va muy rápido puede tener influencias negativas. El Feng Shui aprovecha y orienta el Chi favorable y da soluciones para reparar el Chi desfavorable.

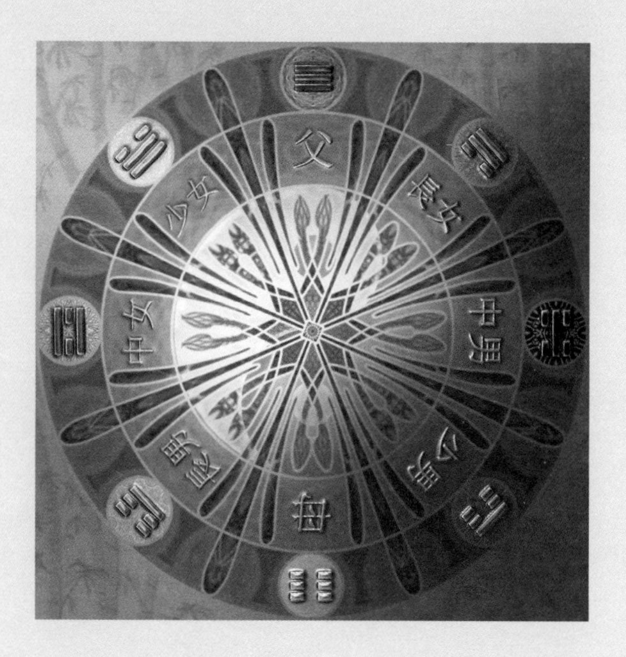

se consideraban fundamentales para la correcta ubicación de las tumbas. Los expertos en Feng Shui se ocupaban de lograr los entornos más favorables para la persona fallecida, ya que en las creencias chinas los antepasados y el lugar que ocupan repercuten en su descendencia. Por este motivo, el entorno y la posición de las tumbas resultan de gran relevancia, ya que una ubicación inarmónica acarrearía desgracias y mala suerte a sus descendientes, mientras que un emplazamiento favorable ejercería una influencia positiva en las generaciones futuras.

Si se quiere crear una casa en armonía con la Naturaleza, primero debe establecerse una conexión con ella y saber cuáles son sus necesidades. Antiguamente, las casas estaban construidas con materiales naturales de la zona. Las casas de adobe, por ejemplo, se hacían con barro rojo de la propia región y las casas de madera se construían a partir de los árboles de los bosques cercanos. Estas casas poseían la energía de la tierra y esta impregnaba todo lo que contenía. Una casa natural nutre el alma de un modo fuerte y profundo.

Las personas de regiones del mundo en que la cultura se encuentra más vinculada a la Naturaleza creen en las relaciones energéticas entre el suelo, una montaña y los árboles centenarios, entre el monte bajo y el sotobosque, así como entre las especies de animales que tienen allí su hábitat. Todo ello conforma una conciencia con la que uno se puede comunicar de forma sutil y que siempre debe abordar con respeto.

La comunicación con el entorno y con las energías invisibles hace tiempo que se lleva a cabo mediante símbolos y rituales que tienen la función de abrir el ser humano a tipos de percepción más sutiles.

## Un terreno donde construir una casa

El terreno perfecto para construir una vivienda según el Feng Shui debe tener una cadena montañosa detrás (tortuga negra), una elevación en el este del terreno (dragón verde que representa la presencia yang) y unas montañas al oeste (tigre blanco que representa la presencia yin).

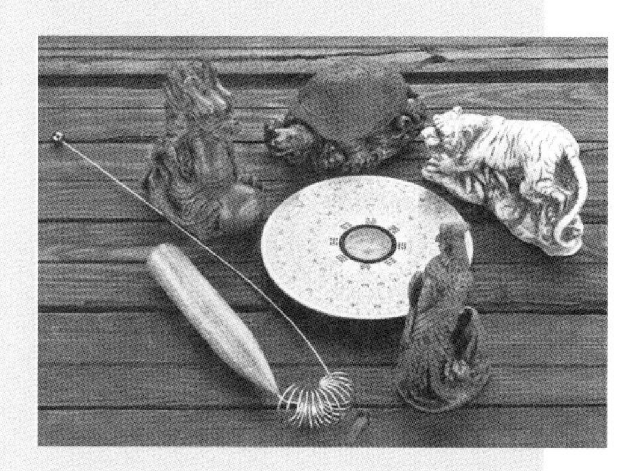

La serpiente amarilla en el Feng Shui siempre simboliza el objeto en estudio, es decir que si aplicamos el Feng Shui en una habitación, la habitación será la serpiente.

El ave fénix se ubica en el frente, es decir en la fachada de la vivienda. Esta debe estar abierta para poder mirar sin obstáculos como estructuras (edificios cercanos), objetos (árboles o montañas) que impidan la captación de la energía.

# El *I Ching*

El *I Ching* o *Libro de las mutaciones* es un texto oracular escrito hacia el año 1.200 a.C. El libro describe la situación presente de quien lo consulta y predice el modo como se resolverá el futuro si se adopta una posición correcta. Es, por tanto, un libro adivinatorio y también es un libro moral.

Su autoría se atribuye a Fu Hsi, quine supo ver que el Universo se hallaba reflejado en las ordenadas marcas del caparazón de una tortuga. Estas formas creadas con líneas continuas y discontinuas tomadas de tres en tres reflejan el macrocosmos utilizando el microcosmos de los llamados ocho trigramas. Estas formas simbolizan todos los aspectos de la naturaleza: Cielo, Tierra, Fuego, Agua, Montaña, Lago, Viento y Trueno.

| **Nombre** | | **Cualidad** | **Imagen** | **Familia** |
|---|---|---|---|---|
| *ch'ien* | lo creativo | fuerte | cielo | padre |
| *kun* | lo receptivo | abnegado | tierra | madre |
| *chen* | lo suscitativo | movilizante | trueno | primer hijo |
| *kan* | lo abismal | peligroso | agua | segundo hijo |
| *ken* | el aquietamiento | quieto | montaña | tercer hijo |
| *sun* | lo suave | penetrante | viento, madera | primera hija |
| *li* | lo adherente | luminoso | fuego | segunda hija |
| *tui* | lo sereno | regocijante | lago | tercera hija |

El orden de los trigramas se utiliza en el Feng Shui intuitivo como punto de partida desde el cual arrancan todas las decisiones de cambios en el diseño. La trama o "bagua" se superpone al terreno, a la casa o a la habitación, con el fin de encontrar el equilibrio. Estos principios se basan en el color y la luz, en correcciones comunes de proporciones geométricas, en el ordenamiento del espacio para conseguir un flujo armónico del movimiento y otras soluciones.

## El mapa bagua

Existen dos grandes escuelas dentro del Feng Shui. Tanto la escuela de la brújula como la escuela de la forma se ayudan del bagua, un símbolo de la armonía entre el espacio y el contenido. El mapa bagua divide el área en nueve zonas iguales y cada una de ellas refleja un aspecto de la vida. El bagua se superpone a una habitación o en el plano de una casa entera, y las distintas áreas son analizadas y se organizan para aumentar el flujo de energía positiva en todo el espacio y atraer la buena fortuna.

La ausencia de riqueza y profundidad nos dirá que hay dificultades en esa área; la ausencia de amor y matrimonio será exactamente igual y de igual forma habrá que tener en cuenta la carrera profesional.

- **Salud y familia:** el soporte emocional y el respaldo de la familia es la base de la salud física. En esta área también se integran los amigos incondicionales que siempre están cerca.

| RIQUEZA Y PROSPERIDAD<br>Púrpura, morados, azules,y dorados | FAMA Y REPUTACIÓN<br>Rojos<br>FUEGO | AMOR Y MATRIMONIO<br>Rojos, Rosas y Blancos |
|---|---|---|
| SALUD Y FAMÍLIA<br>Azules y verdes<br>MADERA | CENTRO<br>Amarillos y terrosos<br>TIERRA | CREATIVIDAD E HIJOS<br>Blancos y Pasteles<br>METAL |
| SABER Y CULTURA<br>Negros, verdes, y azules | CARRERA PROFESIONAL<br>Azul oscuros y negro<br>AGUA | PERSONAS ÚTILES Y VIAJES<br>Blancos, grises y negros |

SECTOR ENTRADA

- **Riqueza y prosperidad:** hace referencia a construir una base sólida económica y al concepto de abundancia.

- **Fama y reputación:** está relacionado con todo aquello que los demás piensan de nosotros, tanto por nuestras palabras como por nuestras acciones.

- **Amor y matrimonio:** las relaciones íntimas prosperan cuando hay sensibilidad y ternura. Las relaciones laborales están ligadas a la autoestima, la confianza y el respeto.

- **Personas útiles:** se trata de un área relacionada con la sincronía, con encontrarse en el lugar adecuado en el momento justo.

- **Carrera profesional:** se trata de un área vinculada a nuestro desarrollo profesional a lo largo de nuestra vida.

- **Saber y cultura:** Es el área relacionada con nuestra forma de aprender, con las lecciones que extraemos de la vida.

## Instrucciones para emplear el bagua en nuestra vida

1 Coloque el plano de la planta de la vivienda en una mesa de trabajo y ubique el bagua a su lado para que pueda ver las áreas de energía del Feng Shui en lo que respecta a las habitaciones de la casa. Alinee el borde inferior del bagua con la puerta delantera. La fila inferior, de izquierda a derecha, contiene las secciones para el conocimiento y la sabiduría, la carrera, los viajes y la gente amable. Tenga en cuenta lo que hay en cada una de estas áreas, las habitaciones, cuáles coleccionan desorden, y qué áreas faltan en una casa de forma irregular.

2 Compruebe el siguiente nivel del bagua, la sección central de la primera planta, que está, de izquierda a derecha, la familia, la salud, los niños y la creatividad. Haga lo mismo para la parte trasera de la casa. El nivel superior del bagua es la riqueza y la prosperidad, la fama y la reputación,

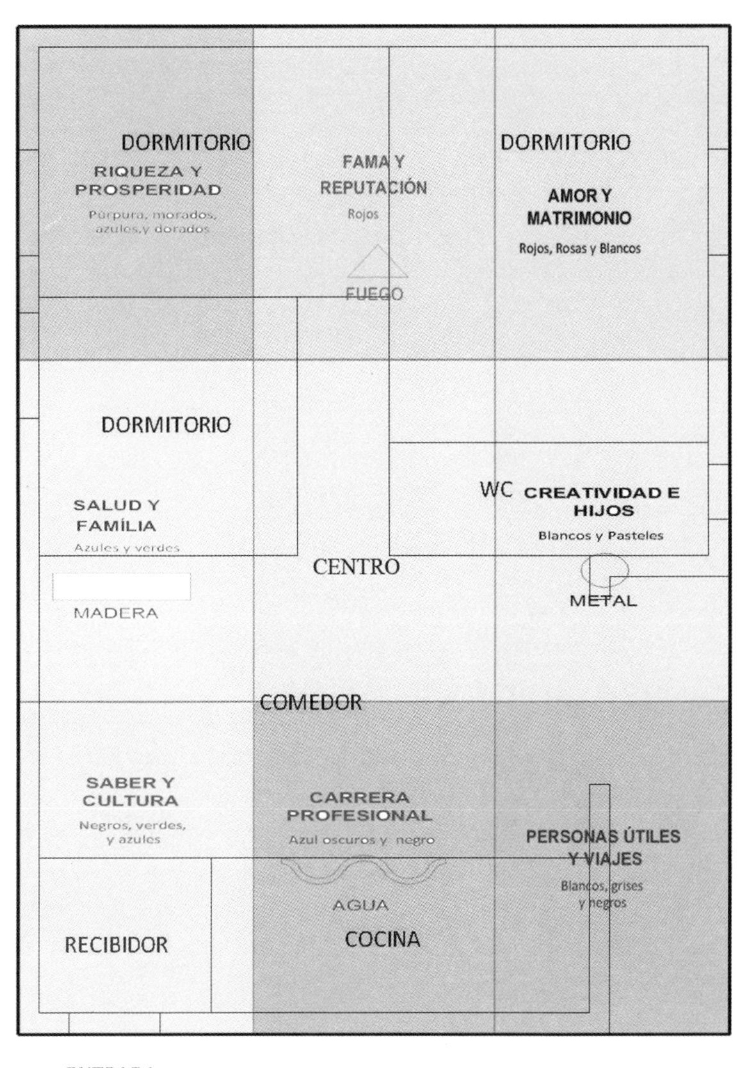
DORMITORIO
RIQUEZA Y PROSPERIDAD
Púrpura, morados, azules,y dorados
FAMA Y REPUTACIÓN
Rojos
FUEGO
DORMITORIO
AMOR Y MATRIMONIO
Rojos, Rosas y Blancos
DORMITORIO
SALUD Y FAMÍLIA
Azules y verdes
MADERA
CENTRO
WC
CREATIVIDAD E HIJOS
Blancos y Pasteles
METAL
COMEDOR
SABER Y CULTURA
Negros, verdes, y azules
CARRERA PROFESIONAL
Azul oscuros y negro
AGUA
PERSONAS ÚTILES Y VIAJES
Blancos, grises y negros
RECIBIDOR
COCINA

ENTRADA

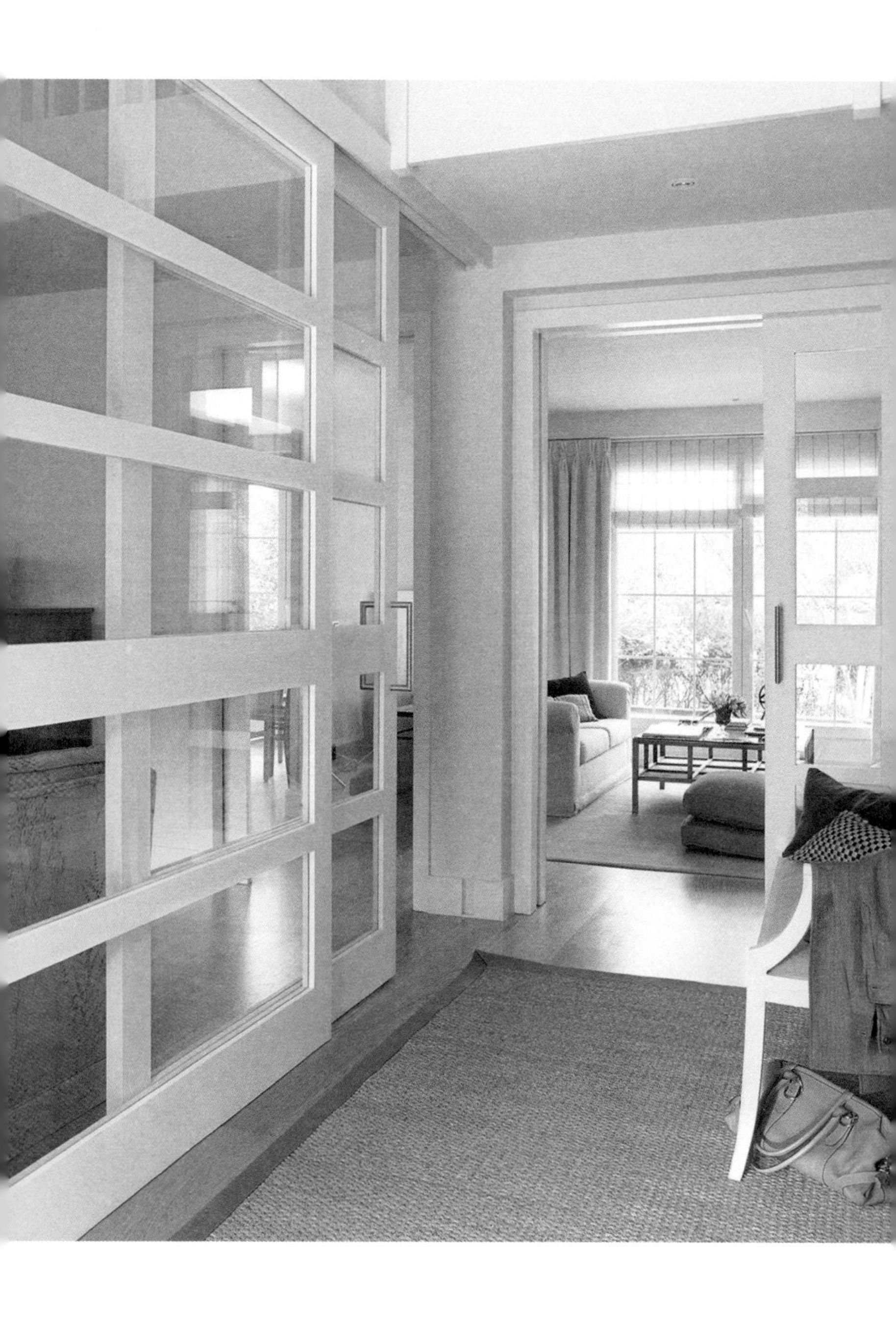

el matrimonio y las relaciones. Reflexione sobre las cualidades del bagua que puedan necesitar trabajo, como la salud, cuál es el punto muerto del hogar, y considere maneras de limpiar el desorden, mover las cosas, sumar o restar muebles y accesorios para mejorar el flujo de energía en esa área.

**3** Utilice el bagua de la misma manera para una habitación individual, alineándola con la puerta principal de la habitación e imaginando cada sección del bagua superpuesto sobre la correspondiente sección de la habitación. Para aplicar el bagua a un segundo o tercer piso, alinee el bagua con el punto donde se introduce ese nivel, en la parte superior de una escalera, por ejemplo.

**4** Una vez que haya comprobado el bagua en contraposición de cada piso y cada habitación, póngase a trabajar eliminando los obstáculos al flujo de energía. Despeje la puerta principal para que pueda abrirse son trabas y la energía entre sin obstrucción. Si la entrada principal está llena, la energía se acumulará en la parte delantera de la casa, bloqueándole la entrada.

**5** Elimine el desorden del área de salud para evitar la enfermedad e invitar a la longevidad. Ponga algo luminoso y lúdico en el área de los niños y en el de la creatividad para fomentar la espontaneidad. Añada fotos de su familia o una reliquia familiar en el área de la familia para dinamizar los vínculos familiares. Mejore las áreas de la prosperidad y de la fama mediante la adición de un cristal facetado, una fuente de mesa con agua en movimiento o algo verde o una planta en crecimiento.

**6** Restaure el equilibrio de una casa en un área faltante mediante el uso de un tradicional remedio del Feng Shui. Si su casa es en forma de "L" suprima el área que representa las relaciones o la riqueza, construyendo una terraza o un patio, donde sería la habitación faltante. Ponga una planta grande y sana, en el rincón más alejado del patio para contener la energía en esa área. Si las adiciones externas no son una opción, coloque espejos en las esquinas de la habitación contigua a la zona que falta para ampliar el espacio.

La estructura de cada trigrama conlleva una cierta cualidad energética estrechamente asociada con su simbolismo. El Cielo es la fuerza creativa, la Tierra representa la fuerza receptiva.

Fu Hsi observó que había imágenes en el mundo vibratorio que tenían relación con los elementos de la naturaleza. Cuando cada una de las casas del bagua están equilibradas y tienen una relación poderosa a través de la polaridad de sus fuerzas físicas y vibratorias se dice que estamos en estado de armonía, la esencia del Feng Shui. La verdadera salud, en ese sentido, significa estar en buenas relaciones con cada una de las casa del bagua:

- Hacer lo que queremos hacer en la vida (el Viaje, Agua).

- Tener relaciones importantes con compañeros (Relaciones, Tierra).

- Sentirse agradecido y tener respeto por padres, profesores y mayores (Antepasados, Trueno).

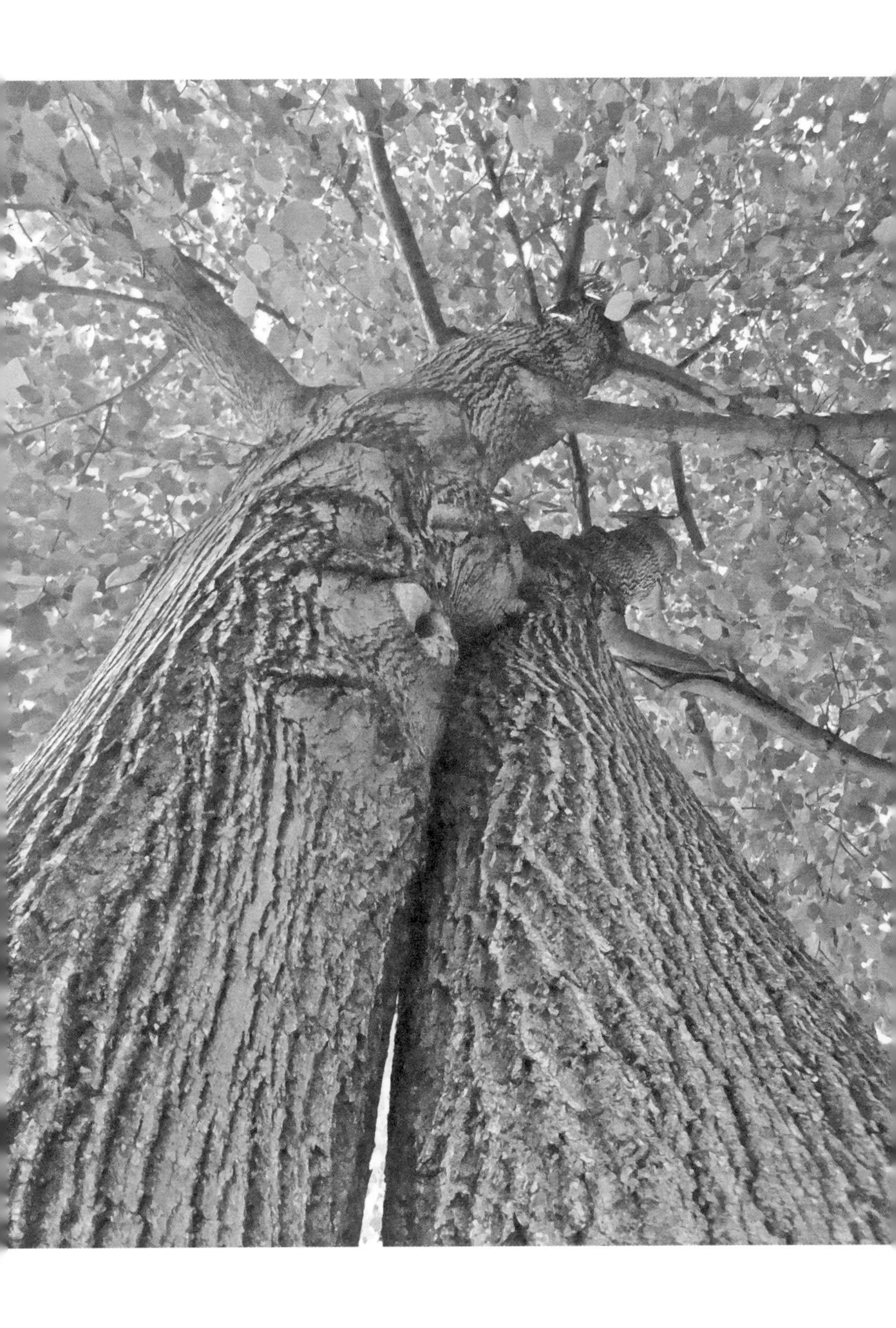

- Tener buena suerte y sentirnos bendecidos todos los días (Bendiciones de la Fortuna, Viento).

- Tener buenas relaciones con personas que nos apoyan y dar generosamente apoyo a los que nos necesitan (Amigos, Cielo).

- Compartir nuestro propio ser con poco o ningun esfuerzo mediante una expresión propia y única (Creatividad, Lago).

- Dejar tiempo para meditar, estar en silencio y mirar a nuestro interior (Contemplación, Montaña).

- Darnos cuenta de nuestra verdadera naturaleza como centro de la Creación (Iluminación, Fuego).

# Las formas naturales del hogar

La naturaleza tiene su propio lenguaje y su propio ritmo, que sólo puede percibirse con toda su intensidad desde la quietud y el silencio. Para despertar las fuerzas naturales del hogar es preciso ser conscientes de ellas y de su influencia en nosotros mismos.

Si la naturaleza desaparece del entorno inmediato, disminuye también el patrimonio humano. Los recuerdos ancestrales del bosque y la tierra están siendo sustituidos por el tráfico

## La naturaleza en nuestra vida

Hay diversas maneras de activar la naturaleza en nuestra vida diaria. Una de ellas es pasar un tiempo en plena naturaleza salvaje, sentir la tierra bajo las plantas de los pies, abrazarse al tronco de un árbol...Otra manera de conectarse con la naturaleza es visualizándonos a nosotros mismos en un entorno natural, situación que produce un efecto similar a como si la persona se hallara en medio de la naturaleza, se reduce la tensión arterial, el pulso disminuye y persiste una sensación de relajación absoluta.

La tercera manera de activar las fuerzas de la naturaleza es incorporar los ritmos de la naturaleza a nuestra vida diaria, sus cadencias, ciclos, esquemas, formas y figuras pueden propiciar cambios en la energía que nos envuelve.

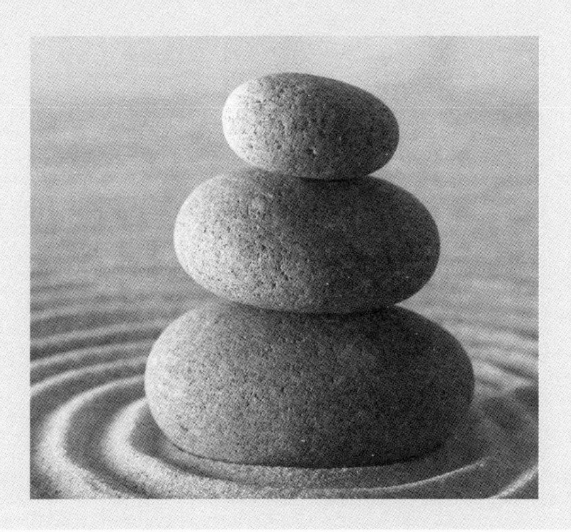

incesante, la polución y el ruido que preside nuestras vidas. El abismo entre los hombres y la naturaleza se hace cada vez mayor. Y ello repercute en un empobrecimiento de la vida interior de las personas y una desconexión con las fuerzas de la naturaleza.

Por ello es necesario, más que nunca, reforzar ese hilo de unión con la naturaleza y hacerla presente en nuestra vida diaria de cara a conseguir un mayor equilibrio en nuestras vidas.

Cuando los elementos de la naturaleza se incorporan a nuestra vida diaria, se consigue estar en armonía con el ritmo natural de toda la tierra. ¿Y cómo puede llevarse a cabo esa labor? Por ejemplo, abriendo las ventanas de casa para dejar que penetre el sol en el hogar, incorporando una fuente de agua o bien escuchar alguna de las muchas webs que registran los trinos de las aves.

Los cuatro elementos de la naturaleza: el aire, el agua, el fuego y la tierra tienen un ritmo único esencial para el equilibrio de la vida. Al simular los ciclos naturales en nuestra vida, transportamos también su maravillosa energía curativa.

- **Aire:** Su punto cardinal es el Este. El color que la representa es el amarillo.

Es la orientación del Sol naciente. La estación que lo representa es la primavera. Cuando necesitemos comunicación, que lleguen los mensajes (o que viajen) el aire es un excelente elemento para tener en cuenta.

- **Fuego:** El punto cardinal del Fuego es el Norte. El color que la representa es el rojo. El Fuego es el elemento del verano y su dirección es en el Norte. Cuando necesites fuerza, pasión, empuje en cualquier área de tu vida, trabaja con el Fuego.

- **Agua:** El agua esta ubicada el Oeste y el color que la representa es el azul. Es un elemento también identificado con al Diosa Madre. Todo lo que tenga que ver con la fertilidad, el psiquisimo o los sueños está relacionado con este elemento.

- **Tierra:** El punto cardinal de la Tierra es el Sur. El color que la representa es el verde. Con ella puedes trabajar para lo que es generador de vida, de oportunidades. Es la Diosa Madre, la Pachamama.

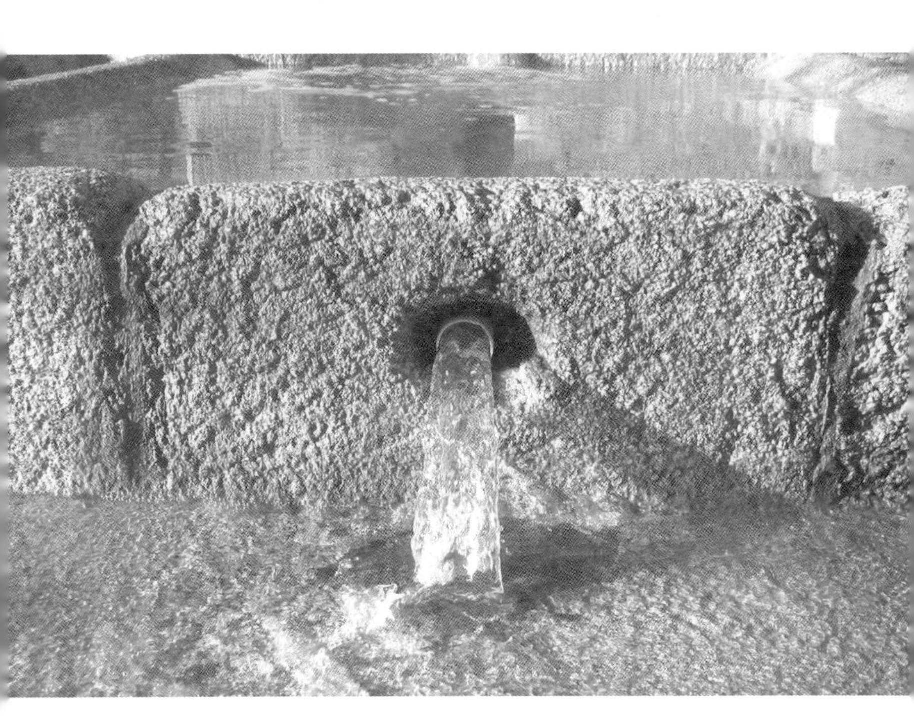

Del mismo modo que necesitamos el sol, el agua o la tierra para el cuerpo, también necesitamos las formas y los esquemas de la naturaleza para regenerar el alma. Fractales, laberintos y mandalas aportan también un sentido de armonía a la vida cotidiana.

## El poder curativo de las formas geométricas

La geometría es una poderosa arma curativa que favorece la armonía y la simetría. Las culturas antiguas tenían la creencia que las energías de la naturaleza tenían un origen sagrado y que estas energías podían revelarse a través de las formas geométricas. La geometría reflejaba la unidad del espíritu y del espíritu a través de la forma y las estructuras.

Mientras que el círculo simbolizaba la perfección eterna, el cuadrado representa la fuerza, la unidad y la tierra, es un signo de estabilidad, firmeza y estabilidad. En cambio, el triángulo representa a la Santísima Trinidad madre/padre/hijo que puede convertirse también en mente/cuerpo/espíritu, un símbolo de protección.

## Fractales, laberintos y mandalas

Los fractales son entidades matemáticas que pueden hallarse en la naturaleza. Y, precisamente, por su variedad, son difíciles de definir porque no todos cumplen las mismas características, aunque hay algo en común: son el producto de la repetición de un proceso geométrico elemental que da lugar a

## El círculo

El círculo, del latín *circulus*, es uno de los símbolos fundamentales. Es el punto primordial extendido, el centro: "el centro es el padre del círculo", según Plotino. Es el signo del todo y del Cielo. Por lo tanto, significa el símbolo de lo sagrado y la perfección: Dios, "cuyo centro se encuentra en todas partes y cuya circunferencia se encuentra en ninguna". Además, al no tener principio ni fin, el círculo significa también la eternidad. Por esta razón las cúpulas son esféricas y la planta de los primeros santuarios era circular. Por su naturaleza infinita, en muchas civilizaciones representa el ciclo continuo de las estaciones y la progresión del sol a través del cielo.

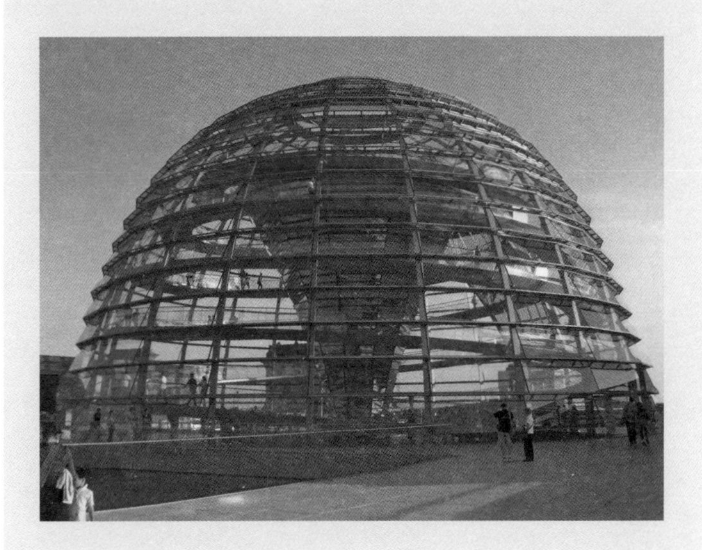

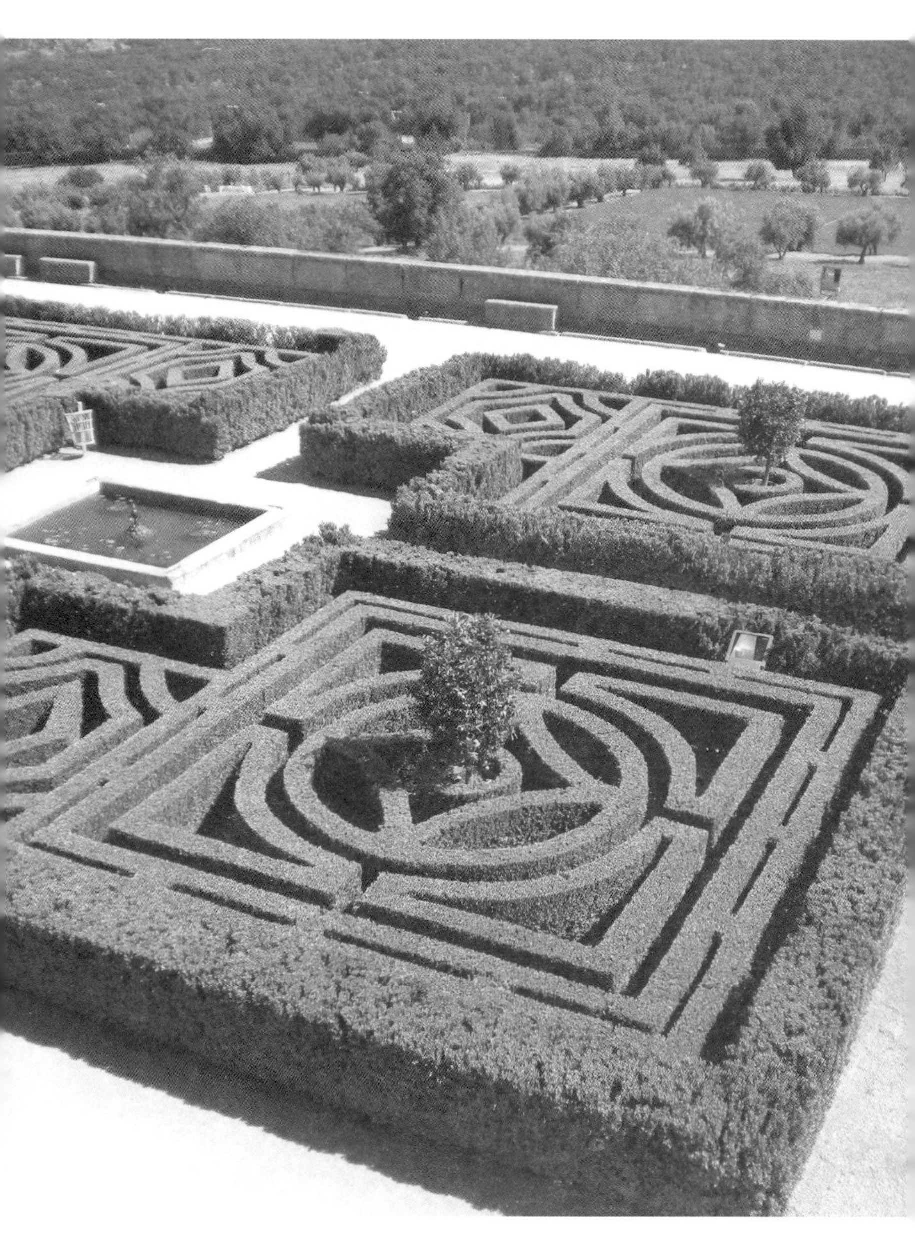

una estructura final de una complicación extraordinaria. Es decir, da como resultado un conjunto cuya frontera es imposible dibujar a pulso (por ser de longitud infinita). Hay muchos objetos de la naturaleza que, debido a su estructura o comportamiento, son considerados fractales naturales aunque no lo parezcan: las nubes, las montañas, las costas, los árboles y los ríos.

Los mandalas tienen su origen en la India y se propagaron en las culturas orientales, en las indígenas de América y en los aborígenes de Australia. Mandala significa círculo en sánscrito. También se lo conoce como rueda y simboliza la totalidad. Desde el punto de vista espiritual es un centro energético de equilibrio y purificación que ayuda a transformar el entorno y la mente. También se le define como un sistema ideográfico contenedor de un espacio sagrado.

Según Carl Jung, los mandalas representan la totalidad de la mente, abarcando tanto el consciente como el inconsciente. Jung afirmó que el arquetipo de estos dibujos se encuentra firmemente arraigado en el inconsciente colectivo. Se utilizan para meditar, desarrollar la paciencia, aumentar la sensibilidad, expandir la consciencia, aumentar la intuición, para la sanación física y mental.

Los laberintos son herramientas simbólicas de meditación que ayudan a aquietar y centrar la mente y el espíritu creando experiencias de paz interior y renovación que facilitan moverse con agilidad en la complejidad de la vida cotidiana. Se encuentran en diversas culturas ancestrales del planeta y representan generalmente el Universo en su mundo exterior e interior, siendo una imagen arquetípica y metafórica de los movimientos del alma humana y de la unidad representada en el círculo. Un laberinto es un esquema geométrico de carácter sagrado que

# La proporción divina

La proporción áurea es un número irracional que descubrieron pensadores de la Antigüedad al advertir el vínculo existente entre dos segmentos pertenecientes a una misma recta. Dicha proporción puede hallarse en la naturaleza (flores, hojas, etc.) y en figuras geométricas y se le otorga una condición estética: aquello cuyas formas respetan la proporción áurea es considerado bello.

Esta proporción, que también suele mencionarse como razón áurea, número áureo o divina proporción, incluso solía ser señalada por sus supuestas propiedades místicas.

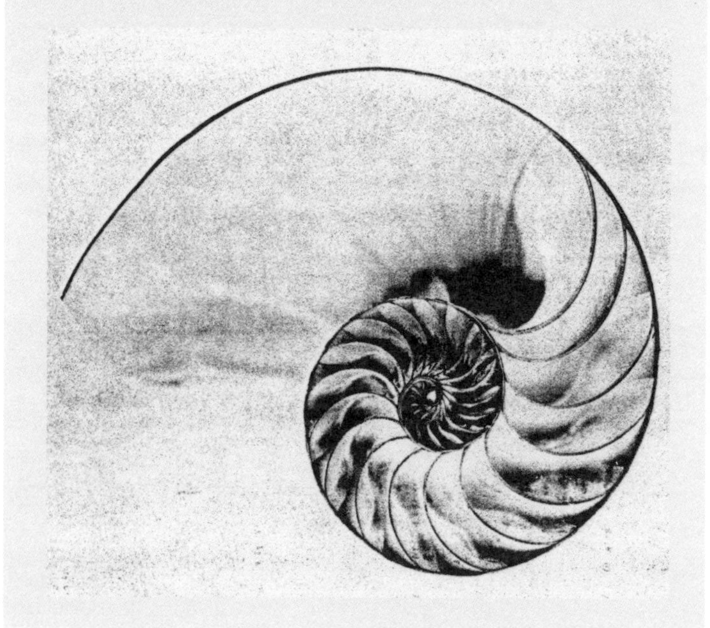

sirve para la integración de las fuerzas de la tierra y las fuerzas del cielo, creando una unión entre el interior y la forma exterior. Un laberinto puede ser un sendero creado a partir de unos setos, montículos de tierra, piedras o piezas de mosaico. Esta compleja red de senderos que crea el laberinto se ha comparado a menudo a un viaje hacia el interior del seno materno.

Cualquiera de estas estructuras en un hogar puede proporcionar un poderoso símbolo que llega directamente hasta la psique. Se trata de mensajes subliminales que activan los recuerdos subconscientes de tiempos pretéritos, símbolos del sendero lleno de curvas que llegan hasta el Creador. Se puede incorporar el dibujo de un laberinto a una mesa, a un tapiz, estos caminos sagrados pueden entenderse como la metáfora de un viaje vital hacia el origen. Los recodos del camino representan los cambios y la complejidad de la vida, pero el sendero lleva siempre hasta el centro.

Al recorrer el camino sagrado y entrar en un estado de meditación, se fijan las emociones, los recuerdos e ideas. Al recorrer mentalmente el camino de un laberinto, se proporciona una conexión directa con los aspectos más profundos y sagrados de la vida.

## El Sol como símbolo de la vida

En la Antigüedad se pensaba que el fuego era un regalo de los dioses que traía consigo la vida y el poder de renovación. En efecto, el fuego puede traer la vida, pero también puede destruirla, es el calor de la tierra y el rayo que cae del cielo. El fuego es purificador y transformador, es la luz etérea de la aurora boreal y el volcán en erupción, el fundamento de todos los fenómenos brillantes y eléctricos.

El símbolo principal del fuego es el Sol. Considerado como un dios, en la actualidad está considerado como la fuente natural de luz y calor. Su luz sincroniza los ritmos de crecimiento y letargo, descanso y actividad. Nuestra vida depende de esta ardiente estrella y no hay aspecto de la vida que no se vea afectado por su influencia.

Los arquitectos de hoy en día consideran que la posición

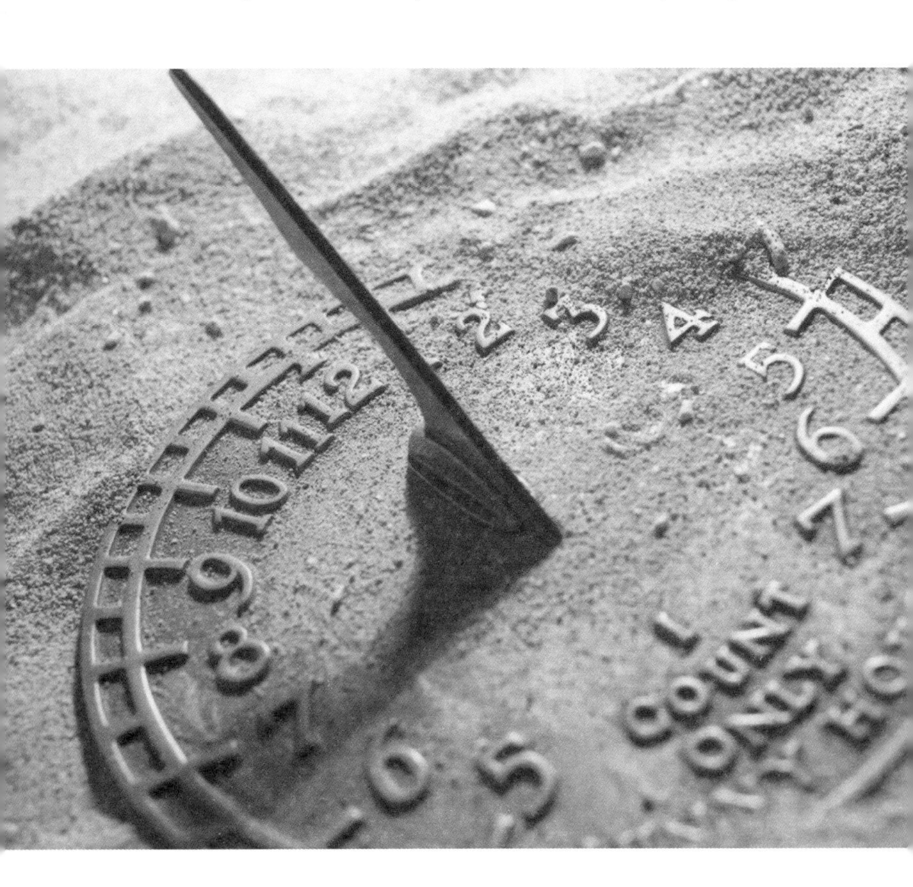

de un edificio en relación con el Sol es el factor individual más importante que debe considerarse al decidir dónde situarse: si el edificio se emplaza en un terreno lleno de sol, será un terreno agradable; en caso contrario, será un lugar sombrío y silencioso.

Un hogar que recibe cada mañana un baño de sol será un lugar alegre y feliz, mientras que unas habitaciones sin luz solar serán siempre oscuras y lóbregas.

Para estimular la salud y la vitalidad en el hogar es preciso dejar entrar tanta luz natural como sea posible, dejando abiertas las cortinas todo el día, abriendo las ventanas para dejar entrar la luz natural. La luz solar aporta numerosos beneficios, tanto para la salud física como para la salud mental.

Se puede vivir en armonía con los ciclos del sol. En primavera, la energía puede añadir nuevos impulsos a nuestros esfuerzos. Para activarla, se pueden colocar flores, hacer una limpieza general de la casa, despejar el desorden y limpiar los cristales.

Las hogueras nos conectan con el pasado más ancestral, pero hoy en día es difícil poder hacer un fuego en la casa a no ser que disponga de una chimenea, que conforma un centro espiritual de primer orden. En caso de disponer de una chimenea, debe embellecerse lo máximo posible, colocando a su lado un mobiliario cómodo, lo que llenará la casa de energía curativa. Si no se dispone de chimenea se pueden encender unas velas, como símbolo de la revitalización del fuego y convertir el hogar en un espacio mágico.

La cocina de la casa debe ser preferentemente de gas: preparar la comida sobre la llama del fuego es una experiencia muy distinta a hacerlo sobre una vitrocerámica, ya que transforma la experiencia de una acción prosaica en casi un rito sagrado.

## Los ritmos circadianos

Los ritmos circadianos son variaciones periódicas en la conducta y funciones del individuo que ocurren en un intervalo aproximado de 24 horas. La palabra circadiano procede del latín *circa*, que significa cerca, y *diem*, que significa día. Estos son sólo un aspecto de los múltiples ritmos biológicos que existen en la naturaleza y cuya periodicidad puede ser mayor o menor al ciclo de 24 horas. Los ritmos circadianos son una respuesta adaptativa de los organismos a las variaciones de luz-oscuridad que ocurren diariamente. La evolución de la vida en nuestro planeta desarrolló un reloj endógeno, interno, en los organismos para organizar sus actividades con respecto a estas cambiantes condiciones medioambientales.

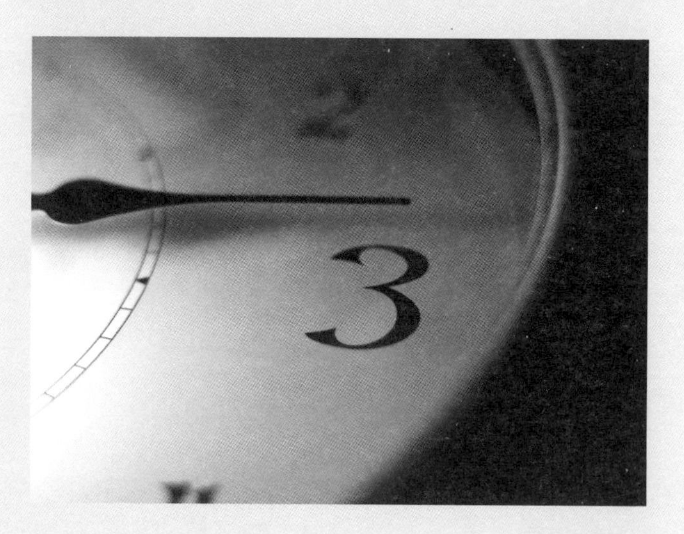

# El agua en la casa

El agua ha simbolizado desde siempre la purificación y la limpieza. En la India lo saben bien, sus habitantes acuden al Ganges periódicamente en busca de la purificación espiritual. En determinados templos budistas se realizan abluciones ceremoniales, al igual que sucede en la tradición islámica. En la Biblia Noé reúne una pareja de cada especie antes del Diluvio universal y los cristianos toman el agua de la pila bautismal para santiguarse cuando entran en una iglesia.

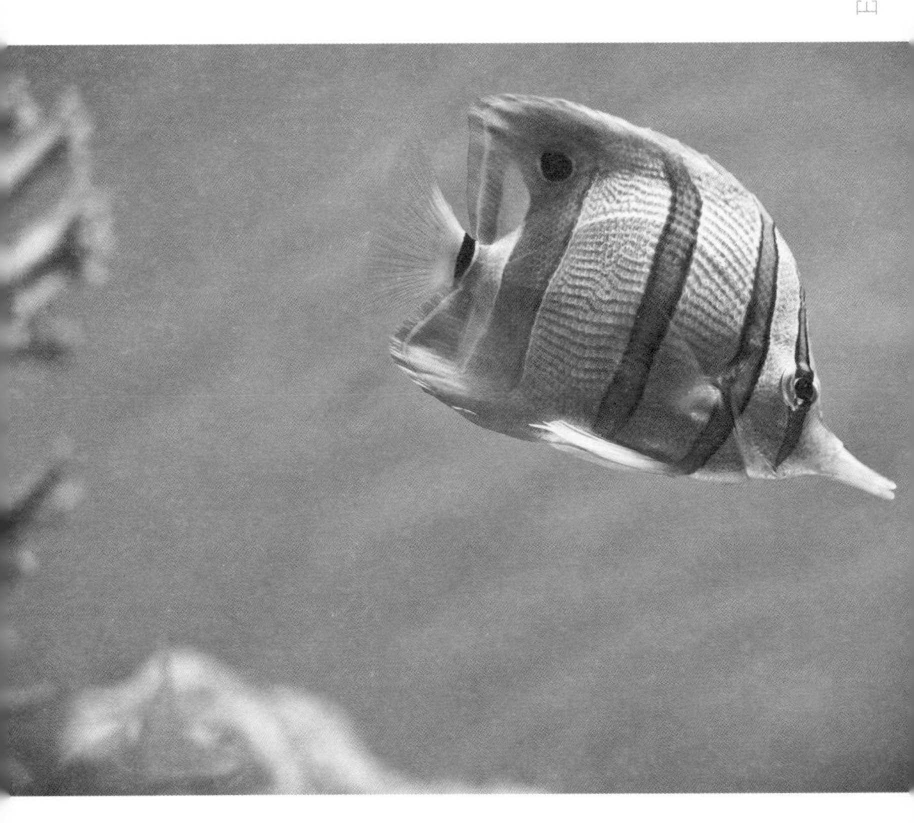

Desde la misma inmersión en la pila bautismal, nuestra conexión con el agua es primordial y presiden cada etapa de nuestra vida. Empezamos nuestra vida en el agua y nos sentimos atraídos por sus cualidades balsámicas e higiénicas a lo largo de la vida.

El agua se forma en un ciclo interminable de la vida, se evapora y precipita, cambiando constantemente de estado constituyendo una metáfora del eterno viaje del alma. El agua es fuente de regeneración, curación y purificación espiritual. Es importante, pues, prestar atención a las distintas formas que adopta e incorporarla a nuestra vida diaria para conectarnos genéticamente con la energía purificadora.

El sonido del agua genera cambios inmediatos en el entorno, por lo que se recomienda instalar una fuente que pueda generar abundante energía vital. Además de crear un vínculo subliminal con los recuerdos ancestrales, la fuente también genera iones negativos que neutralizarán los agentes contaminantes.

El agua se asocia con la abundancia y la prosperidad. Si se desea activar la prosperidad en nuestra propia vida, se debe añadir el elemento acuático en casa. Para ello se puede hacer de diversas maneras:

- Colocar un acuario en casa con peces de colores.
- Colocar una fuente o pequeña cascada a la entrada de la casa.
- Asegurarse de que las cañerías de agua están limpias para estimular el flujo económico.
- Vaporizar la casa con un frasco con esencias periódicamente.

# Instalar una fuente de agua

Las fuentes de agua pueden ser pequeñas, medianas, grandes o gigantes y suelen estar enchufadas a una bomba. Las de jardín son más grandes y además también sumamente relajantes y decorativas. Las de interior se colocan en lugares donde se requiera agua en movimiento. En ambos casos su ubicación se hará de acuerdo a la orientación con la brújula. En caso de querer activar un espacio o sólo usarlas decorativamente, conviene que una fuente de agua contenga en sí misma la suma de todos los elementos, así se activarán mutuamente y su acción no tendrá contraindicaciones, pues será neutra.

Las fuentes con peces se utilizan para fines concretos como las finanzas, ya que al mover el agua se regenera la energía y se atrae el dinero con su movimiento. Por esa razón en todos los restaurantes y grandes empresas importantes casi siempre puede verse un acuario.

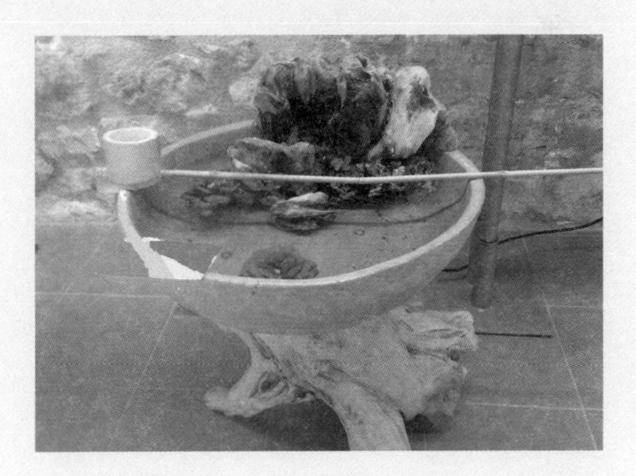

## Las corrientes de agua subterránea

Las corrientes de agua subterránea bajo la casa ejercen un efecto importante sobre la salud, que puede ser positivo o negativo. Puede tener un efecto vigorizante como resultado de la electricidad estática creada por la fricción del agua o bien puede vaciar nuestras reservas de energía.

### El trabajo de un zahorí

Un zahorí, a veces llamado radiestesista o rabdomante, es alguien que afirma que puede detectar cambios del electromagnetismo a través del movimiento espontáneo de dispositivos simples sostenidos por sus manos, normalmente una varilla de madera o metal en forma de "Y" o "L" o un péndulo. Los zahoríes afirman ser capaces de detectar la existencia de flujos magnéticos o líneas ley, corrientes de agua, vetas de minerales, lagos subterráneos, etc., a cualquier profundidad y sustentan la eficacia de la técnica en razones psicológicas, y los movimientos de los instrumentos por el efecto ideomotor.

El practicante de la radiestesia emplea una varilla vegetal o metálica o bien un péndulo, que aparentemente sirve de estímulo para percibir el lugar indicado. Quienes hacen uso de la horquilla de árbol, preferentemente avellano común o sauce, la sostienen con las dos manos y en una postura determinada mientras el sujeto recorre el terreno a explorar, hasta que su movimiento indique la presencia buscada.

Se considera que dormir sobre una corriente de agua subterránea no es bueno para la salud. Los geomantes creen que cuando una persona pasa mucho tiempo sobre una corriente de agua subterránea puede enfermar, ya que el flujo de agua puede interferir en los ritmos cerebrales y en la renovación celular.

Uno de los métodos más fiables para detectar agua es contratar los servicios de un zahorí, un profesional especializado en encontrar corrientes subterráneas.

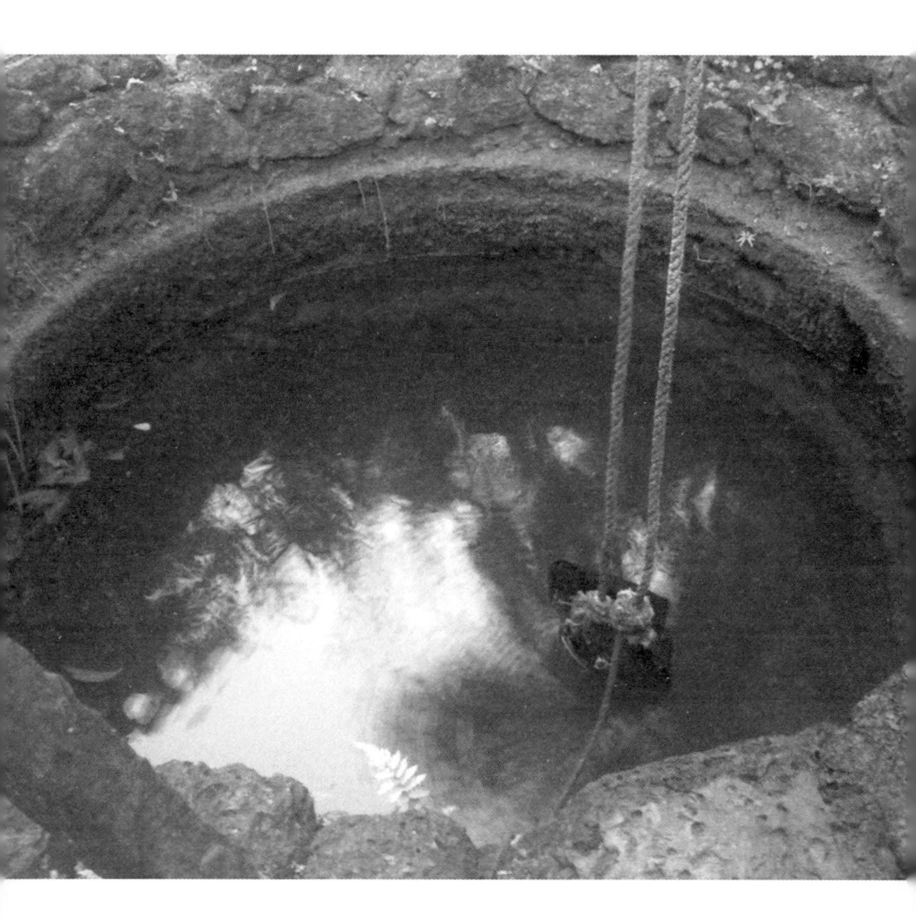

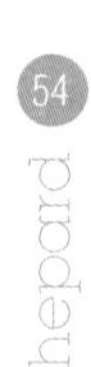

# El aire y el sonido

Hay muchas formas de activar el espíritu del aire. Las campanillas, los móviles, los banderines, al moverse, activan a los espíritus del aire y de la naturaleza en el hogar. Esto es especialmente eficaz si vivimos lejos de la naturaleza, ya que al escuchar sus sonidos, produce un efecto positivo en nuestro espíritu y en la energía del hogar.

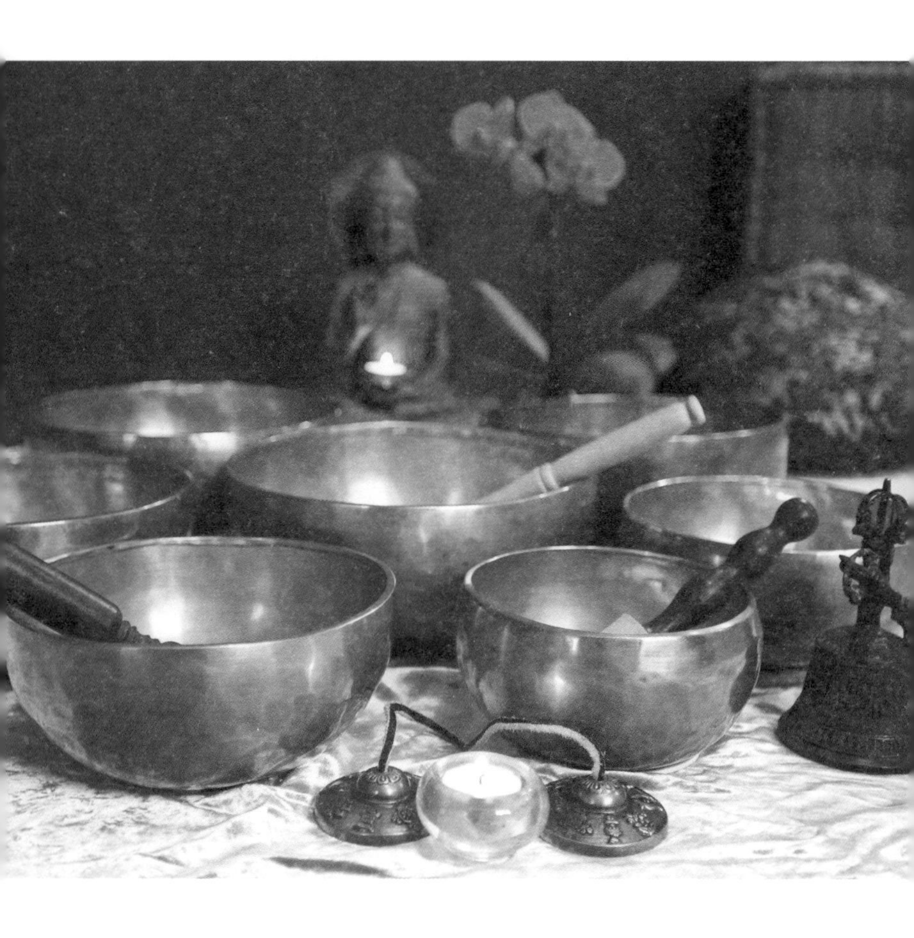

El Feng Shui estudia las estructuras físicas que ocupamos y la relación de estas con las fuerzas de superiores del Universo. El sonido, como parte integrante de nuestro entorno, puede aumentar o disminuir la energía personal. Algunos sonidos funcionan como estímulo en la casa o en el lugar de trabajo, produciendo formas fluidas, pero otros pueden producir disfunciones, estén o no dentro de la frecuencia vibratoria auditiva.

Las ondas sonoras viajan por el aire, y cuando penetran en un objeto, cambia sus campos de energía. Los sonidos que se producen en una casa pueden quedar incrustados en forma de huellas físicas en las moléculas de las paredes de madera y en el mobiliario.

En muchos hogares se ha popularizado en los últimos años la presencia de los llamados cuencos tibetanos, unos instrumentos procedentes de aquel país de forma cóncava que se tocan arrastrando un mazo por el borde interior o exterior, creando así un tañido de profunda resonancia. El sonido producido deja un rastro en paredes, techo y suelo hasta bastante tiempo después de que se haya aparentemente desvanecido. Este rastro de energía puede durar meses e incluso años.

Cuando la gente oye el sonido de la naturaleza, disminuye su presión sanguínea y el ritmo cardiaco se hace más lento. Las personas que se rodean de un entorno natural tienen más energía y se sienten más creativas en su hogar o en su lugar de trabajo. En ocasiones la voz humana puede ser un poderoso sustitutivo, ya que al cantar una canción se activa la energía estancada y se limpia la atmósfera del hogar. Esta actividad espontánea y natural combina el poder de las vibraciones con el de la expresión corporal: las ondas sonoras resuenan en las paredes y se crean armonías vibratorias en los objetos que nos rodean y en los espacios que hay dentro de nosotros.

## Cómo reducir el sonido en nuestro entorno

- Poner alfombras que amortigüen el sonido de nuestros pasos.
- Instalar burletes gruesos rellenos de espuma en las ventanas, ya que mejoran las cualidades acústicas y al tiempo sirven como aislamiento térmico.
- Poner cortinas en las ventanas.
- Adquirir un instrumento de medición de sonido para controlar los niveles de ruido en el hogar.
- Poner alfombrillas bajo la lavadora, el lavavajillas o cualquier otro electrodoméstico que genere vibraciones.
- Plantas árboles o arbustos frondosos alrededor de la casa para aislarla del ruido ambiental.
- Crear una zona en la casa dedicada al silencio.
- Instalar doble vidrio en las ventanas con el fin de aislarla del ruido de la calle.

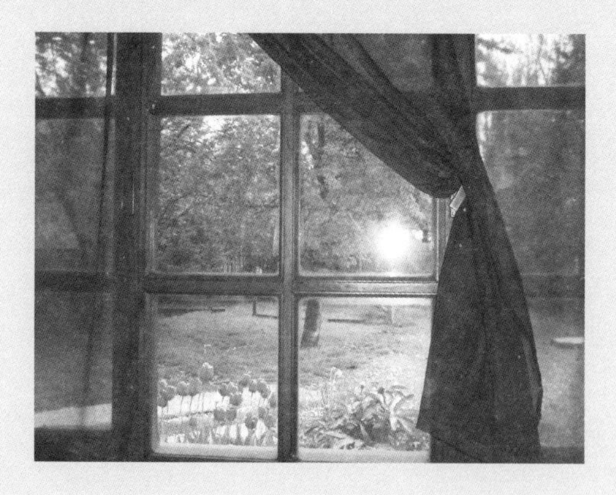

# Los colores en la decoración

La importancia del color en el ser humano es básica, porque nos afecta a nivel emocional. El color es la impresión producida al incidir en la retina los rayos luminosos difundidos o reflejados por los cuerpos. Algunos colores toman nombre de los objetos o sustancias que los representan naturalmente.

Los colores emiten vibraciones energéticas, que afectan nuestras emociones y contribuyen a subir o bajar nuestra energía o Chi personal. El color influye de forma sutil en nuestros estados de ánimo.

Para el Feng Shui, el color es una herramienta fundamental para crear una ambiente equilibrado, armonioso y adecuado a la función que se realiza en él. El Feng Shui utiliza el color para equilibrar el Chi, para ampliar espacios pequeños, o para reducir grandes áreas

- **Rojos:** El rojo puede utilizarse para atraer la atención o dirigir el flujo del Chi hacia donde se quiera, por ejemplo, hacia un rincón oscuro. El rojo puro debe utilizarse con moderación, siempre en objetos pequeños y nunca en superficies grandes. Las personas depresivas pueden beneficiarse utilizando objetos rojos (por ejemplo, un despertador o un velador rojo en la mesita de luz). Deberíamos utilizar el rojo en la vestimenta toda vez que queramos llamar la atención.

- **Colores de la tierra o terrosos:** Son adecuados para la sala de estar y el dormitorio, ya que conducen a la pasividad y al descanso. También son adecuados para lugares donde habitan personas inestables físicamente (por ejemplo, ancianos) o personas muy excitables, ya que transmiten una sensación de apoyo firme y de quietud. Cuando quiera aparecer como una persona sólida y confiable, utilice en su vestimenta colores terrosos, pero evítelos si quiere aparecer como alguien dinámico.

- **Amarillo:** El amarillo es un color magnífico para llevar alegría a un ambiente, es excelente para la cocina, especialmente si la familia suele comer allí, y también para el cuarto de los niños. El amarillo en la vestimenta, si armoniza con nuestra personalidad, puede hacernos resplandecer como la luz del sol.

- **Blanco:** El color de la pureza. El fondo blanco hace resaltar a los objetos y a las personas, es adecuado para cuartos de baño y dormitorios.

- **Azules:** Aportan frescura y tranquilidad, aptos para dormitorios en climas cálidos y oficinas.

- **Negro:** Se utiliza para evocar un aire de misterio y sensualidad.

- **Verdes:** Color neutral, tiende a tranquilizar y es adecuado para dormitorios, salas de estar, cuartos de baño, habitaciones de niños pequeños, lugares donde haya que generar ideas nuevas y creativas.

- **Naranjas:** El color de la fusión, muy apropiado para salas de estar.

- **Púrpura:** El color de la individualidad, para jerarquizar oficinas y estudios, el preferido de los adolescentes.

- **Rosa:** Está comprobado que el color rosa tiene un poderoso efecto relajante. Una persona emocionalmente alterada se calma en diez minutos en una habitación totalmente rosa, en veinte minutos puede hasta quedarse dormida. Utiliza el color rosa en los lugares destinados a la relajación y el descanso.

# El hogar como manifestación del subconsciente

El hogar no es sólo un reflejo del yo sino también la forma como moldeamos nuestro futuro. Cuando realizamos cambios en el hogar, nuestra vida se transforma instantáneamente.

La casa proporciona refugio, protección e intimidad, también es el lugar que nos permite relajarnos y es la expresión de nuestro ser interior, el reflejo de nuestra identidad.

Cada objeto que nos rodea expresa algún aspecto de nuestro interior, incluso los colores de las paredes son una manifestación exterior de nuestro subconsciente. Quien decora su casa con fotografías de paisajes naturales y tallas africa-

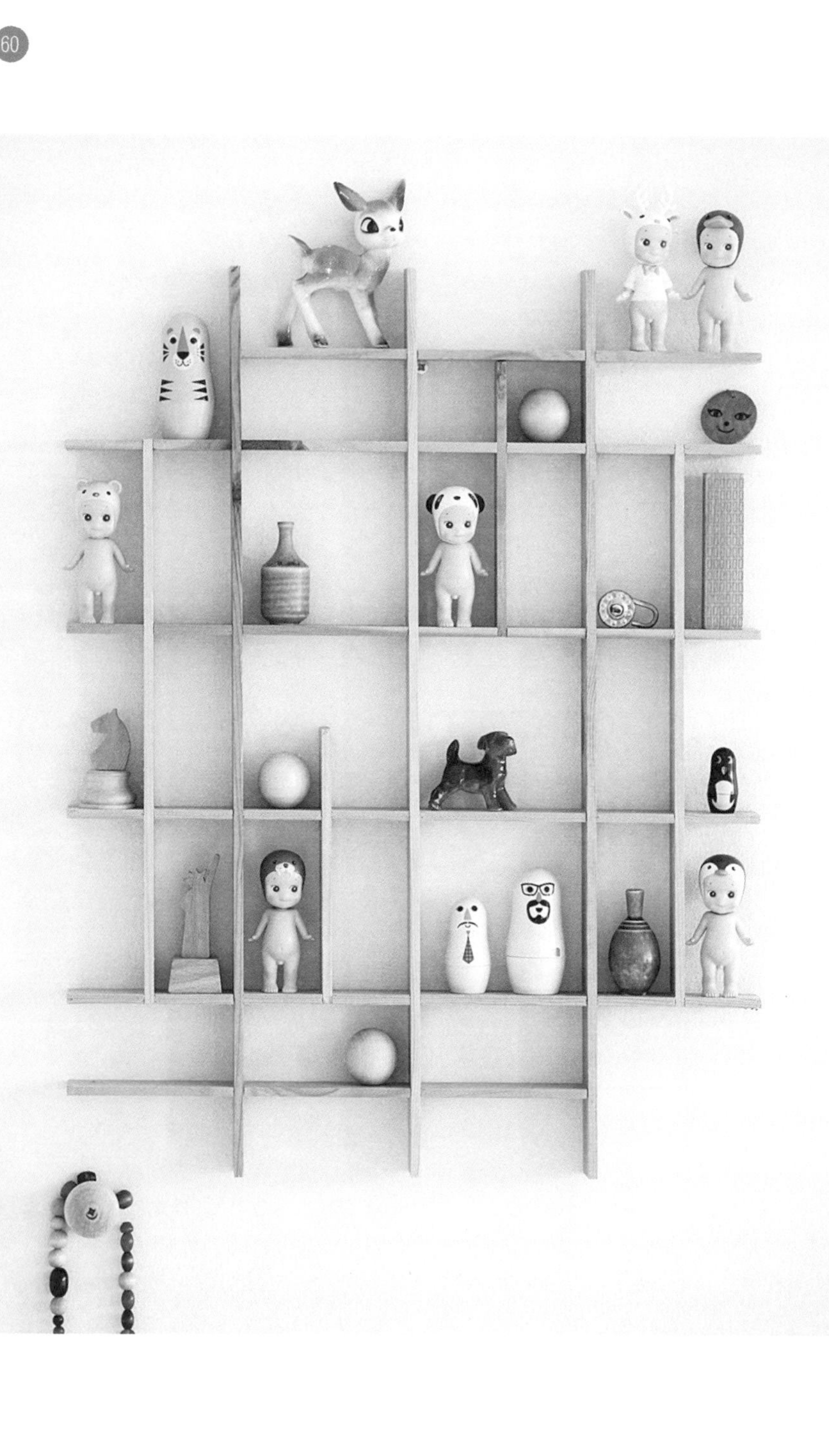

nas sueña con vivir una aventura en la naturaleza. Quien se rodea de tejidos naturales, juguetes de madera y tejidos de algodón piensa en vivir de manera equilibrada con la naturaleza. En cada rincón y en cada mueble del hogar están representados nuestros sueños, miedos y creencias.

El hogar también registra la historia personal de cada uno: las experiencias del pasado se hallan presentes mediante símbolos que colocamos a nuestro alrededor, como un recuerdo de infancia, el motivo de un viaje especial o el regalo de una persona importante en nuestras vidas. Cada objeto define nuestro modo de relacionarnos con el mundo y con las personas.

El hogar ofrece una magnífica posibilidad para el desarrollo personal. Nuestras pertenencias no sólo reflejan los valores de cada uno, sino que están dando forma a quiénes somos y qué pautas de comportamiento empleamos. Pero los objetos que nos rodean también pueden utilizarse para liberar las creencias que nos limitan, aunque previamente deberemos identificarlas para poder realizar los cambios pertinentes.

Los objetos tienen un significado profundo que aumenta o disminuye nuestra energía. Al comprender los significados más profundos que hay en una casa, se puede empezar a entender cómo se unen las distintas partes del individuo y cómo pueden alterarse de forma consciente los símbolos que hay en la casa para crear plenitud y equilibrio en nuestra vida.

El tiempo, la energía y los cuidados que se pongan en un hogar proporcionarán belleza, armonía y paz en nuestro interior y todo aquello que rodee nuestra vida.

# ¿Qué simboliza cada habitación?

Descifrar los mensajes ocultos en una casa suele conducirnos a las profundidades del alma. A medida que se descubre el significado que subyace en la organización del hogar, pueden reorganizarse las metáforas que hay en ella de modo que moldeen el espíritu, de este modo la casa puede convertirse en un catalizador del cambio en nuestra vida.

Los significados de cada objeto que hay en la casa se asocian invariablemente a:

- la persona que nos los dio,
- el lugar donde lo adquirimos,
- las personas que fueron sus anteriores propietarias,
- las circunstancias de nuestra vida en el momento de adquirirlos,
- el significado que tenía para la persona que nos lo dio,
- los recuerdos asociados con él,
- lo que representa para nosotros.

La entrada de la casa es el punto de transición entre el exterior y el interior. Indica de modo fehaciente cómo nos planteamos la energía que debe existir en el hogar. Una puerta grande, por ejemplo, significa que el propietario está abierto a otras personas, a llenar su casa de vida y de gente. Antiguamente, en el umbral de la casa se disponía un altar con algunos símbolos sagrados. Esta entrada a la casa debe proporcionar siempre una sensación de vitalidad, debe estar bien iluminada, limpia y franca de objetos que impidan el paso.

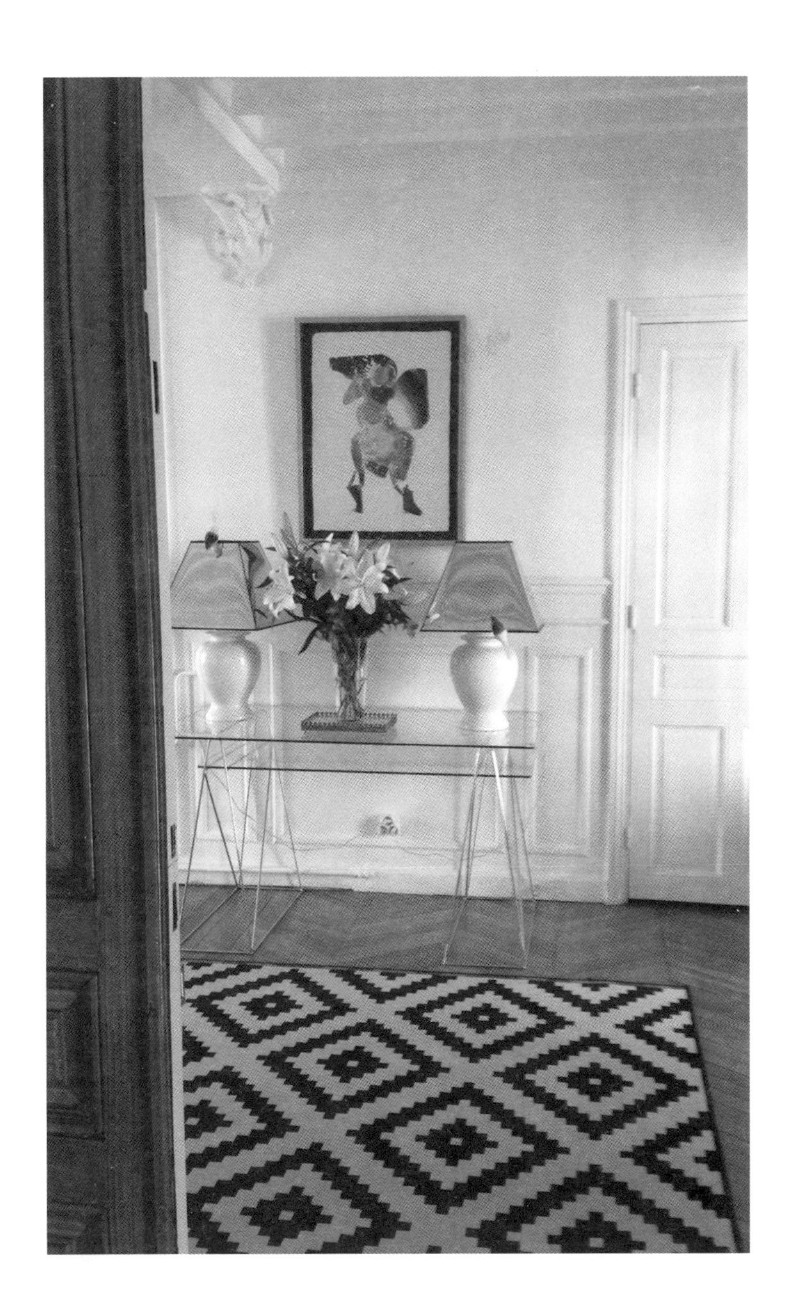

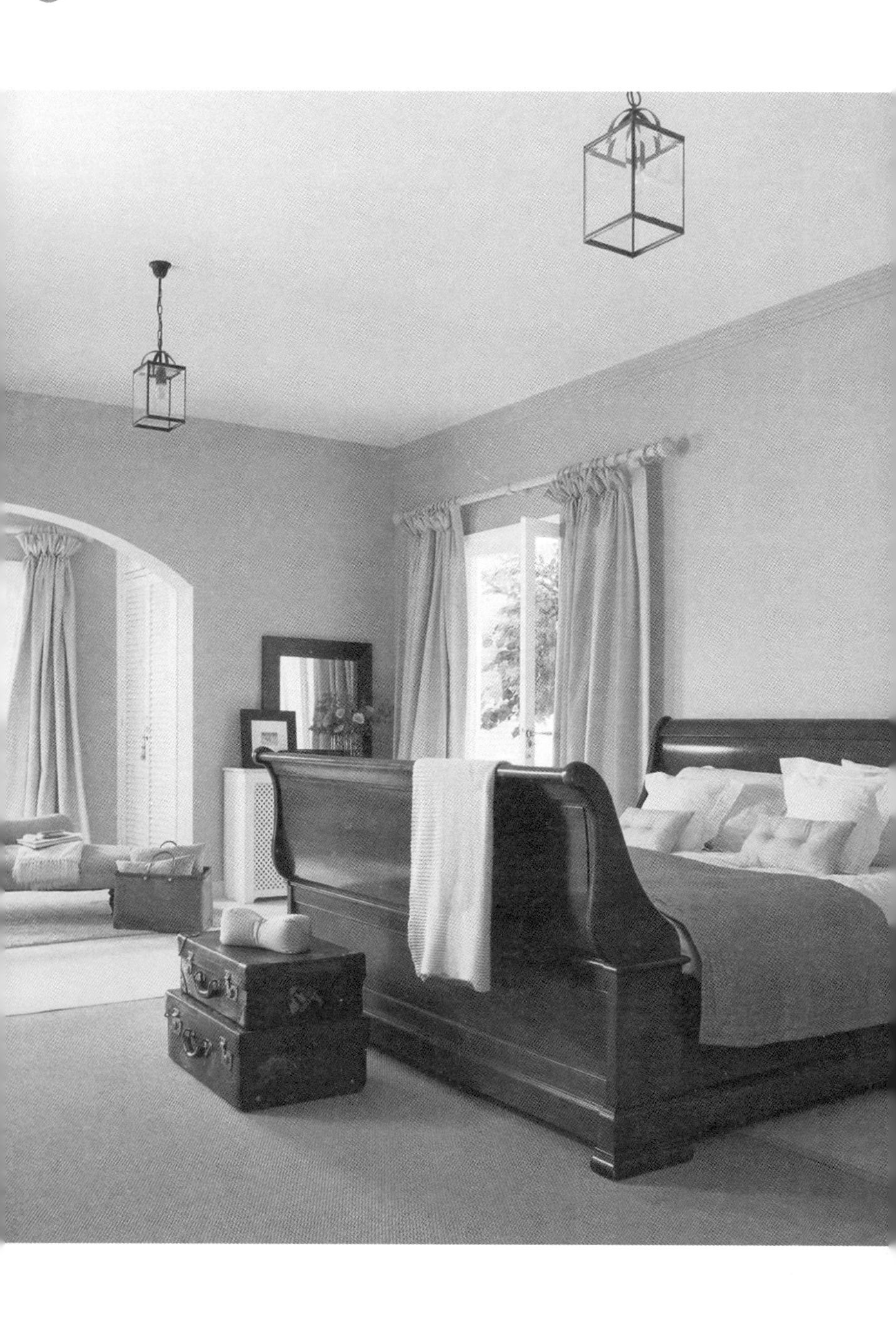

Es recomendable colocar una alfombra en la puerta de la entrada y colgar pequeños símbolos de bienvenida o que sirvan de inspiración en esta zona.

El dormitorio es el símbolo del yo más íntimo. Si pertenece a una persona con muchos temores, suele ser oscuro y lóbrego. Al añadir luz por medio de amplios ventanales se crea un ambiente de confianza y optimismo. El dormitorio puede tratarse de la habitación más importante de la casa. Pero ojo, un dormitorio con muchas ventanas y espejos puede ser también la metáfora de una persona que no se toma el tiempo necesario para regenerarse a sí misma. En estos casos, lo más recomendable es cubrir las ventanas con cortinas para crear un ambiente más sosegado y relajante.

El dormitorio es la puerta de entrada al sueño, por lo que debe dar una impresión acogedora y cómoda, que invite al descanso. Las tonalidades marrones o salmón nos conectan con la madre tierra, por lo que son ideales para esta zona. Es importante que no haya vigas a la vista en esta zona, ya que hay una correlación directa con ciertos problemas de salud.

La sala de estar es el lugar donde se establecen las relaciones armoniosas con la familia, por tanto debe ser ante todo acogedora y cómoda. El mobiliario debe agruparse de forma que facilite la conversación, debe estar presidido por las fotografías de los diferentes miembros de la familia, así como también imágenes de los seres queridos antepasados.

El comedor es el lugar en que compartimos la comida con las personas que estimamos. La mesa, por tanto, debe presidir el lugar, dejando espacio suficiente para que la gente pueda sentarse y en el que los colores cálidos estén presentes por todas partes, ya que estimulan en apetito y la conversación. Se pueden dejar sobre la mesa velas y recipientes con

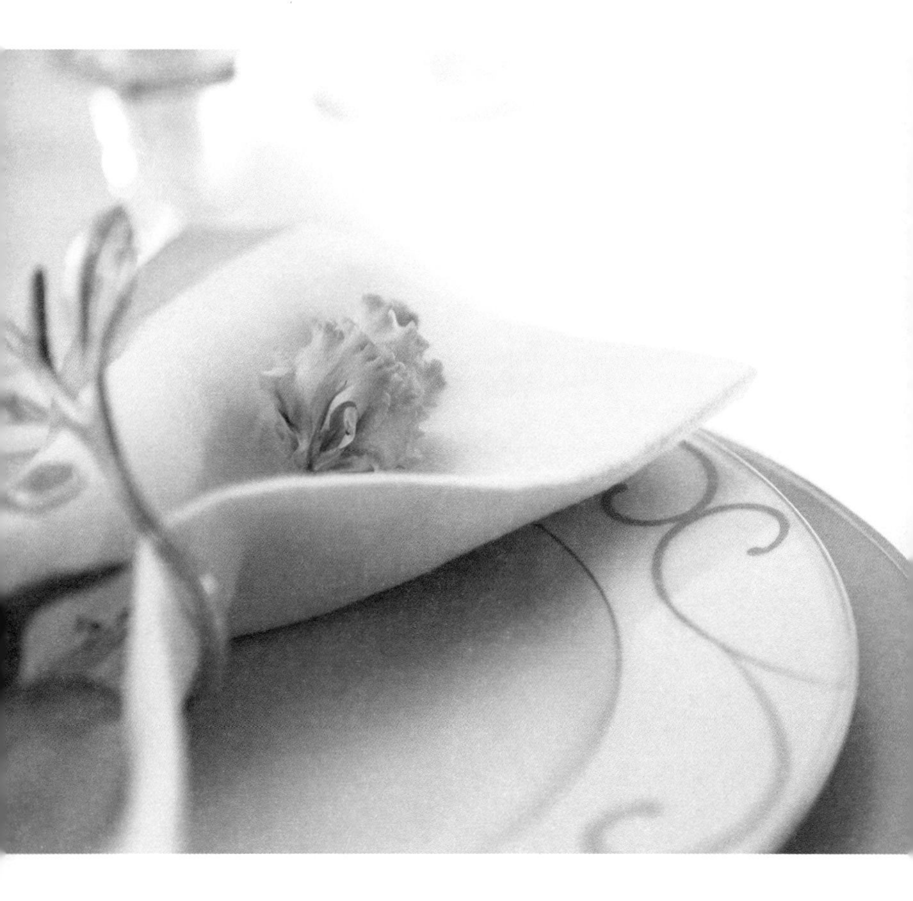

frutas o flores frescas, ya que realzan los aspectos rituales de la comida.

La cocina es el lugar que permanentemente nos recuerda el ciclo de la vida, ya que dependemos de la abundancia de la tierra para nutrirnos adecuadamente. Es el lugar que representa la prosperidad y la abundancia. Hace unos años la cocina y el fuego eran el centro del hogar, ya que la cocina se considera el espacio ideal para calentarse y para alimentarse. Debe ser un lugar aireado y luminoso, a ser posible con mucha

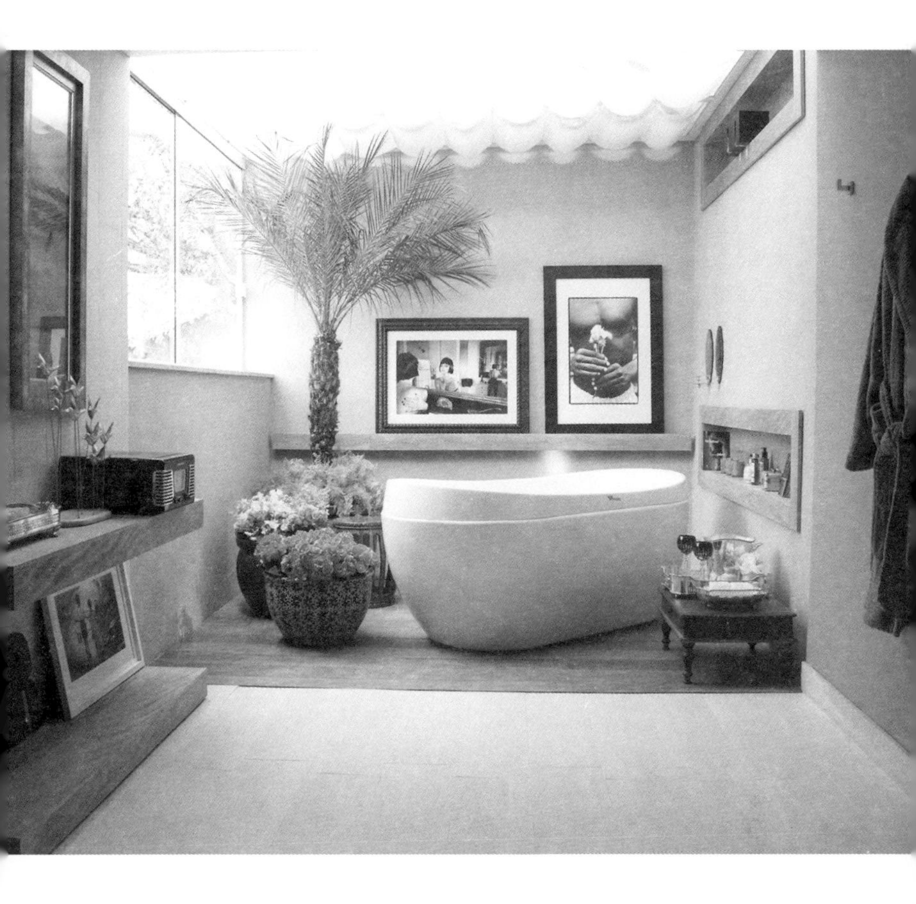

luz natural. Los mejores colores para la cocina son los colores brillantes y alegres, que transmitan sensación de salud y vitalidad. En el alfeizar de la ventana se pueden colocar tiestos con hierbas frescas o flores que festejarán la abundancia de la tierra. Las superficies de trabajo deben estar libres de trastos, para preparar las comidas con comodidad. Los utensilios de cocina no sólo deben tener una función práctica sino también estética, ya que ello afectará la salud y la vitalidad de todos los habitantes del hogar. Los pensamientos y senti-

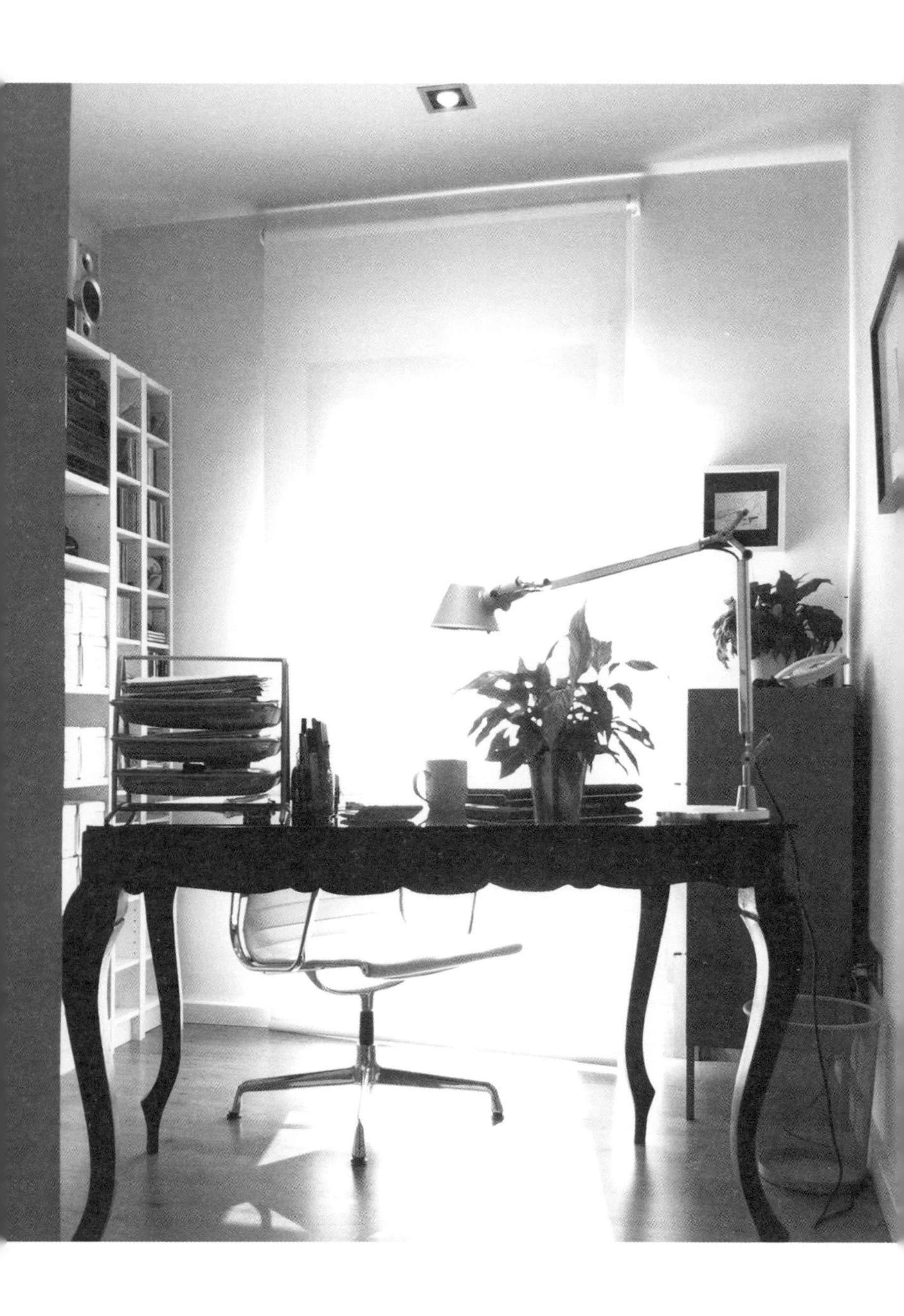

mientos que se tienen mientras se prepara la comida se pondrán de manifiesto cuando se consuman. La cocina debe ser un lugar que irradie calor y fuerza vital vibrante.

El cuarto de baño representa la limpieza y la purificación, es el símbolo de la liberación de todo aquello que no necesitamos. Es una habitación esencial de la casa y como tal debe tenerse en consideración. El cuarto de baño debe estar bien ventilado y bien iluminado, con colores como el verde o el azul, que son representaciones del agua y la vida. Las plantas vivas, en esta habitación, darán sensación de frescura y vitalidad. Es importante utilizar velas, aceites de baño aromáticos, jabones y toallas suaves, así como imágenes de árboles, ríos, o paisajes que evoquen la renovación de la vida.

El estudio es el lugar donde se expresa la creatividad y las capacidades intelectuales. Es fundamental que la energía en este lugar circule libremente y no se halle bloqueada ni obstruida. El estudio es símbolo de nuestros sueños, nuestras esperanzas y ambiciones. Ha de ser un reflejo del yo, por lo que es recomendable que esté siempre en orden para que el Chi pueda fluir por todas partes. El estudio debe transmitir la sensación de refugio, por lo que ha de estar separado de otros lugares de la casa. Es el emplazamiento ideal para colgar lemas, diplomas e imágenes que simbolicen lo que se desea conseguir. El mobiliario y los objetos decorativos deben hablar de prosperidad, abundancia y éxito.

# 2. La casa elemental

# Los flujos de energía en el hogar

Por lo general, resulta más ventajoso vivir en las proximidades del mar, dado que en estos lugares abunda la energía vital procedente del agua, pero también es provechoso vivir junto a un lago o un río. En cambio, se considera desfavorable vivir en el fondo de un callejón o en una calle en forma de T. En estas situaciones, la energía de circulación, cuyo flujo debe imaginarse como si de una línea continua imaginaria se tratara, apunta hacia el edificio de viviendas o, lo que es peor, hacia la puerta de entrada.

Para proteger estas fincas se pueden instalar pérgolas de varios metros de altura o bien un seto elevado. Los árboles frondosos también pueden cumplir esta finalidad, siempre que se hallen a una distancia prudencial de la casa.

En pequeños jardines se pueden disponer de pequeños molinos de viento que tienen la capacidad de dar un movimiento en espiral al Chi de forma simbólica. En muchos pisos modernos no existen terrazas ni balcones por lo que se puede concentrar la energía en símbolos como figuras de Buda, para contrarrestar el campo energético perjudicial.

Las casas y solares que se hallan junto a ríos o lagos dominados por vientos suaves constituyen buenos lugares según el Feng Shui. Es esencial que el agua sea de buena cualidad, no sea un agua estancada, y sea transparente.

Existen reglas fundamentales para encauzar el flujo de energía en una casa. Por ejemplo, para que fluya el Chi es fundamental que la puerta de entrada a la casa no esté enfrentada a la puerta de un balcón o terraza. Con el fin de impedir que el Chi no se escape de la casa se puede disponer de un

## La iluminación y el yin y el yang

El yin es empático y pasivo, mientras que el yang es impulsivo y activo. El yin encarna la relajación, el sueño y el sistema nervioso parasimpático, mientras que el yang encarna el estado de alerta, la vigilia y el sistema nervioso simpático.

- La vivienda no sólo debe tener lámparas que iluminen hacia abajo ni tampoco focos que sólo lo hagan hacia arriba.
- Las lámparas no deben dar una luz demasiado intensa.
- Los focos que iluminan hacia arriba representan el yang, mientras que los que proyectan la luz hacia abajo representan el yin.
- El ambiente en casa no debe ser no muy caluroso ni extremadamente frío.
- El nivel de ruido debe estar equilibrado, seguro que hay zonas de la casa más bulliciosas, pero de ser así, deben reservarse algunas otras en las que presida el silencio y la calma.

móvil de campanillas o bien colocar obstáculos que logren distribuirlo. De esta manera el Chi se reparte por el espacio ya que circula como si del meandro de un río se tratara.

Entre los objetos que impiden el flujo rápido del Chi y facilitan el acceso a los subflujos se cuentan las plantas grandes,

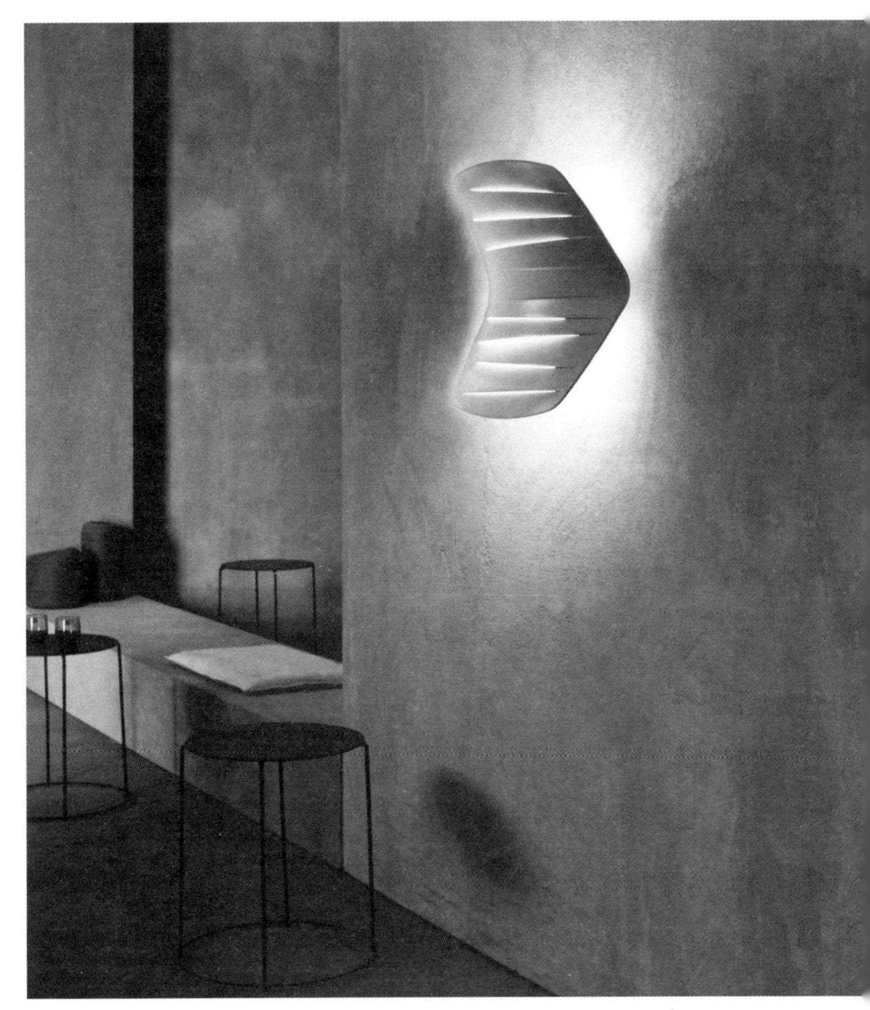

## Condiciones para tener una energía positiva en el hogar

- Dejar entrar luz solar ya que es por excelencia un generador de energía.
- No tener espacios oscuros o cerrados.
- Tener las paredes impecables, libres de manchas de humedad y suciedad.
- Los adornos deben ser alegres, vistosos, que despierten sensaciones de ternura y placer.
- Los pasillos deben ser fáciles de transitar, libres de todo obstáculo y estar bien iluminados.
- Mantener en buen estado las cañerías, ya que las pérdidas de agua simbolizan pérdidas materiales y falta de salud para los integrantes de la familia.
- Tener plantas sanas para conectarse con la energía de la tierra.

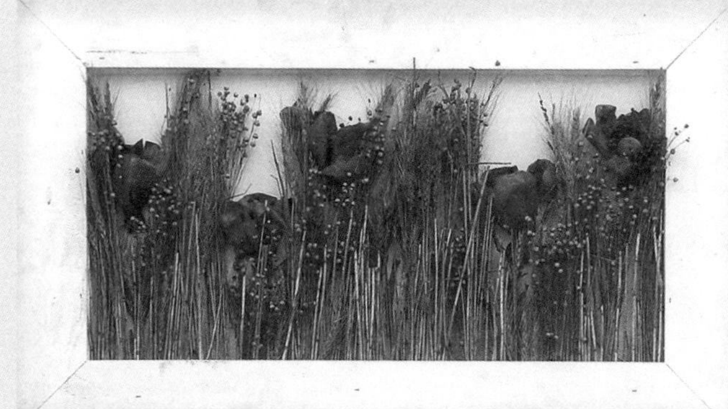

- **No guardar objetos inútiles, ni guardar objetos de regalo que verdaderamente y sinceramente no nos agraden. Es mejor desprenderse de ellos, para que la energía vital pueda renovarse. Hay que dejar lugar para lo nuevo.**
- **Tratar de mantener la casa llena de vida y armónica, ya que una casa en condiciones y ordenada, favorece el flujo de vibraciones positivas para usted y todos los integrantes que habitan la casa.**
- **Elegir los símbolos que nos rodean y que sean de nuestro agrado.**
- **Desprenderse de obras de arte que transmitan agresividad, tristeza, muerte o cualquier sentimiento negativo.**
- **Purificar periódicamente la casa, quemando incienso o mirra.**
- **Escuchar música (especialmente de mantras) y dejar esencias como romero o lavanda por toda la casa.**

los pequeños tabiques divisorios, los anaqueles y los biombos. Mediante diferentes elementos de iluminación como lámparas de techo o focos que proyectan la luz hacia abajo, se puede dirigir la energía en mayor media hacia la parte superior o bien hacia la parte inferior de la estancia.

La energía ascendente propicia un estado de ánimo activo, estimulando la energía y el sistema nervioso simpático. Las luces que enfocan hacia abajo favorecen un estado de relaja-

## Muebles o objetos que deben evitarse en el hogar

- Alfombras de pieles de animales salvajes, animales disecados, etc.
- Flores marchitas o secas.
- Espejos, adornos o vajillas rotas.
- Ropa y calzado que ya no se utilice o pertenezca a personas fallecidas.
- Colecciones de armas o municiones (generan energía agresiva).
- Cuadros, láminas, pósters o cualquier imagen de dolor, llanto, motivos de guerra y dramas.
- Muebles muy antiguos o de dudosa procedencia.
- Colecciones de antigüedades, ya que contienen un historial energético de todos los lugares en donde han estado y de todos los dueños que los han poseído. 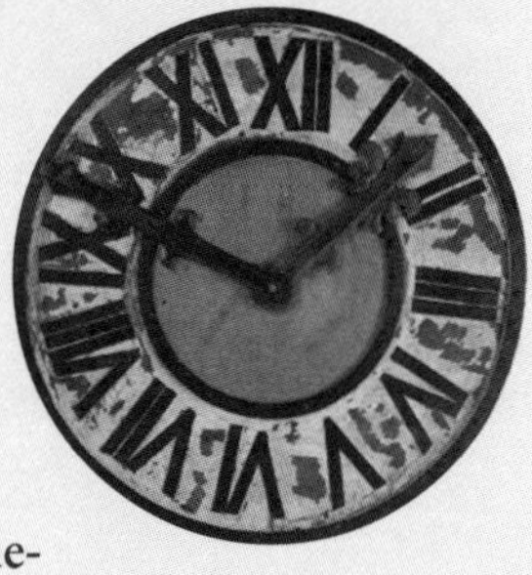
- Muebles rotos, viejos o arruinados.
- Espejos antiguos, ya que guardan "memoria" de todas las historias que han vivido.
- Objetos y aparatos electrónicos que no funcionen, son elementos sin energía.

ción, activando el sistema nervioso parasimpático, de ahí que las lámparas de un dormitorio es recomendable que enfoquen hacia abajo, ya que además potencian la intimidad y la estimulación sexual. Las lámparas de trabajo también proyectan la luz hacia abajo, estimulando el trabajo de forma relajante, condensando el Chi sobre la mesa de trabajo y potenciando la capacidad de concentración. Las pantallas y los tubos fluorescentes de diferentes colores incrementan el nivel energético condicionado por la luz a causa de su variedad cromática. En un hogar siempre debe haber un equilibrio entre los focos que proyectan la luz hacia arriba y los que lo hacen hacia abajo.

# La conexión natural

Los ritmos de los elementos y el flujo magnético de las cuatro direcciones cardinales son fuerzas que afectan profundamente en la vida de las personas. En cada elemento hay estructuras de energía que permean el Universo y desarrollan modelos cosmológicos que sirven para orientarse en el mundo y para crear equilibrio en las casas.

Los hogares pueden separarnos de la naturaleza o bien conectarnos más íntimamente con esta. Al tener en cuenta las fuerzas de la naturaleza en el hogar, la estamos convirtiendo en una pauta de unión armoniosa con la tierra. Al tratar de vivir en armonía con la naturaleza, podemos encontrar más fácilmente nuestro lugar en la telaraña de la vida y desvelar el misterio de nuestra existencia.

Las culturas antiguas aprendieron que existía un ritmo y una estructura en todos los aspectos de la vida y que la tierra podía ayudarnos a trascender las tensiones de la vida actual. El Feng Shui muestra cómo utilizar esos métodos para crear un entorno en el que regenerarnos y vivir en armonía.

## Activar la energía en la dirección correcta

En función de la procedencia de la energía que estemos activando en el hogar, atraeremos un mayor o menor equilibrio. El sistema de orientación humano se ha regido desde tiempos inmemoriales por los puntos cardinales. Este sistema se corresponde con la experiencia que tenemos del planeta: su rotación es a través de un eje que va de norte a sur, mientras que el sol aparece por el este y se pone por el oeste. Sabemos, por tanto, que la mayoría de organismos se activan por la mañana y se relajan al anochecer. Este tipo de emociones y otras evolucionaron las estructuras mentales de diferentes áreas del conocimiento.

Los hombres aprendieron que el viento del norte significaba el frío mientras que los vientos cálidos del sur aportaban seguridad y buen tiempo. Las civilizaciones de todos los tiempos aprendieron a orientar sus viviendas de acuerdo con las direcciones cardinales y que el centro era el lugar desde donde manaban todas las direcciones. Con el tiempo se comprobó que muchos animales disponían de una cierta orientación biológica que les hacía percibir alteraciones en los flujos magnéticos de la Tierra. Gracias a ello conseguían buscar refugio antes de que se produjera un maremoto, por ejemplo. Las personas con una acusada sensibilidad también pueden captar las corrientes de los campos magnéticos de la Tierra.

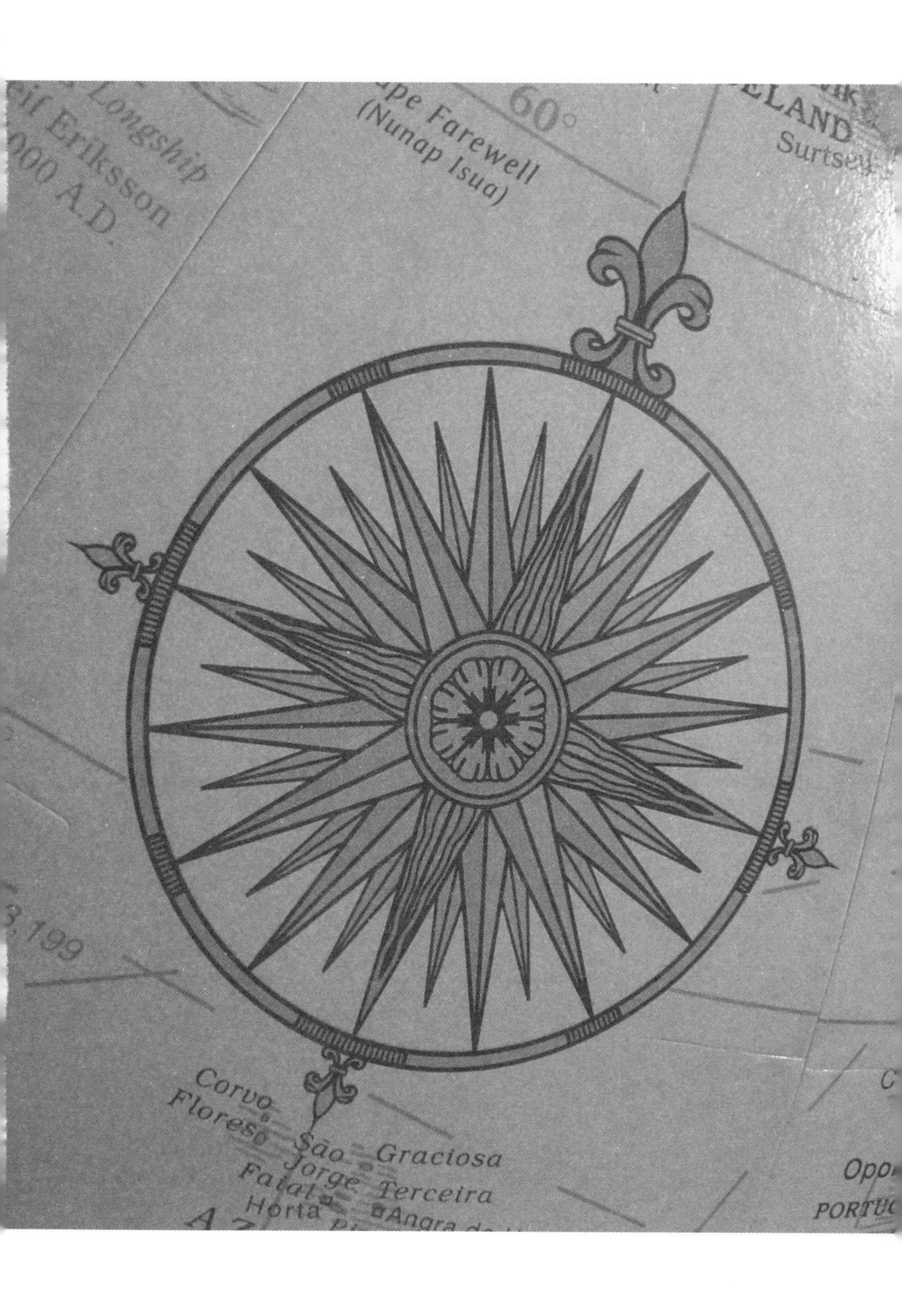
Longship
Eriksson
A.D.
Farewell
(Nunap Isua)
60°
Surtsey
Corvo
Flores
São
Jorge
Graciosa
Faial
Terceira
Horta

# Los mandalas y los puntos cardinales

Mandala significa círculo en sánscrito. Esta palabra es también conocida como rueda y totalidad. Más allá de su definición como palabra, desde el punto de vista espiritual es un centro energético de equilibrio y purificación que ayuda a transformar el entorno y la mente. También se le define como un sistema ideográfico contenedor de un espacio sagrado.

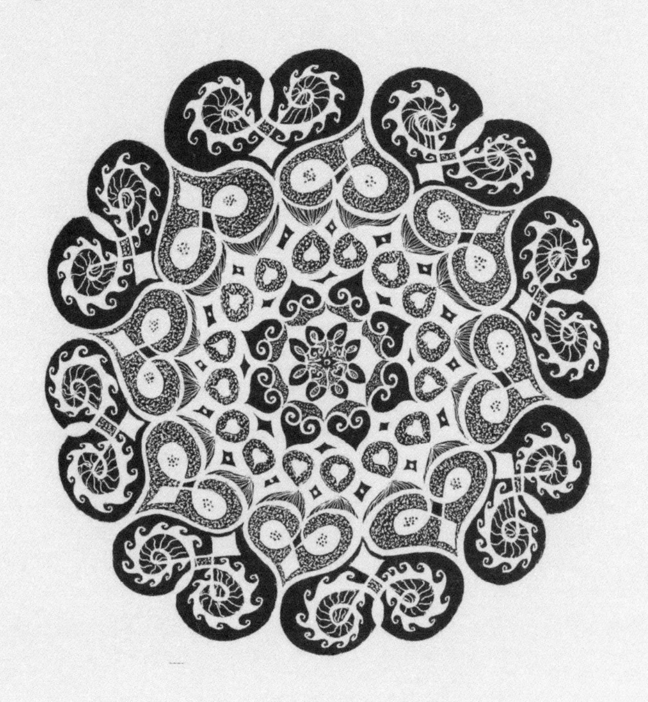

Normalmente el círculo se orienta hacia cuatro puntos. A veces esto se consigue mediante una cuadratura que se dibuja por fuera del círculo; otras, por medio de diseños geométricos como triángulos, o por diseños de otra clase, dibujados dentro del círculo. Esta orientación es un reflejo de los mitos cosmogónicos hindúes y budistas.

Antes de comenzar el acto de la creación, el dios hindú Brahma se puso de pie sobre un loto de mil pétalos (que es en sí mismo un mandala) y dirigió la mirada hacia los cuatro puntos cardinales.

De igual manera, Buda, luego de haber nacido, se puso de pie sobre una flor de loto de ocho rayos que había brotado de la Tierra, y dirigió la mirada hacia diez direcciones en el espacio: una por cada rayo del loto, además de arriba y abajo.

En la psicología de Jung, los puntos cardinales del mandala se relacionan con los pensamientos, sentimientos, intuiciones y sensaciones que las personas necesitan para su orientación psíquica.

Las direcciones desempeñan un poder importante en el Feng Shui: los antiguos maestros chinos comprendían el poder de las fuerzas ocultas que fluían desde cada dirección. Estos maestros aseguraban cuál era el mejor sitio para un edificio, tratando de que estuviera en armonía con los poderes de las direcciones. Solían asignar un animal mítico a cada dirección para conectarse con el poder esa dirección.

- **El dragón** representaba los poderes beneficiosos y creativos del este. Los nuevos comienzos se asocian siempre a la salida del sol por esta dirección. Su espíritu se ajusta a la primavera, la estación que despierta la naturaleza tras el invierno. Las semillas se abren paso en la tierra para empezar a brotar las primeras espigas, los huevos eclosionan y dan lugar a los polluelos, es una época de crecimiento, de renovación. Las palabras clave son: activación, inspiración, optimismo, esfuerzo, crecimiento, vigor.
- **El fénix** simbolizaba la alegre y expansiva energía del sur. Su poder reside en la expansión y el desarrollo rápido. El sur se asocia con el crecimiento rápido de la infancia y con las palabras abundancia, fructificación, vitalidad, pasión y exuberancia.
- **El tigre** significaba el poder impredecible y transformador del oeste. Es el dominio del otoño, del sol poniente y la luna menguante. Es la época en que las hojas caen de los árboles y se asocia a los años de cambio, la maduración y el descubrimiento. Es también la época en que se ha vencido la niñez y se ingresa en la edad adulta. Las palabras clave que se asocian al oeste son: terminación, transformación, cambio, liberación y purificación.
- **La tortuga** encarnaba la fuerza sabia y duradera del norte. Comprende el ciclo de las noches largas y la luna oscura. Se asocia con la introspección y la sabiduría. Es el lugar donde mora la muerte pero también el renacimiento. Las palabras clave del punto cardinal norte son: consolidación, tranquilidad, meditación, retiro, descanso, renovación, sueño y reflexión.

# Equilibrio, armonía, esencia

Hallar un núcleo central en nuestra vida a partir del cual podamos abrirnos y evolucionar es la aspiración de cualquier persona. En el hogar siempre buscamos un punto neurálgico que es el lugar de reunión habitual de la familia.

Esta idea de organizar un lugar central en la casa procede de muy antiguo. Los lugares centrales de los templos era el axis mundi, un eje cósmico por el que pasaba el cielo, el dominio humano y el mundo subterráneo. Era un símbolo tangible que unía el cielo y la tierra, un punto de reunión de fuerzas.

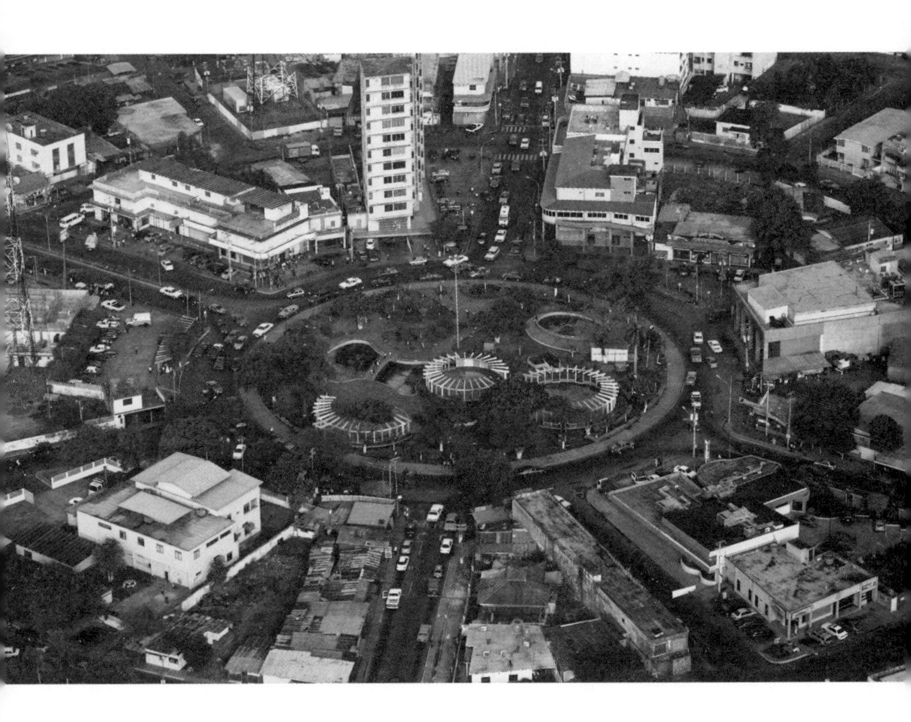

## *Axis mundi*

El *axis mundi* (conocido también como eje cósmico, eje del mundo, centro del mundo, árbol del mundo), en religión o mitología, es el centro del mundo o la conexión entre el Cielo y la Tierra. Expresa un punto de conexión entre el cielo y la tierra, un lugar donde se citan los cuatro puntos cardinales. En este punto se unen los reinos superiores e inferiores.

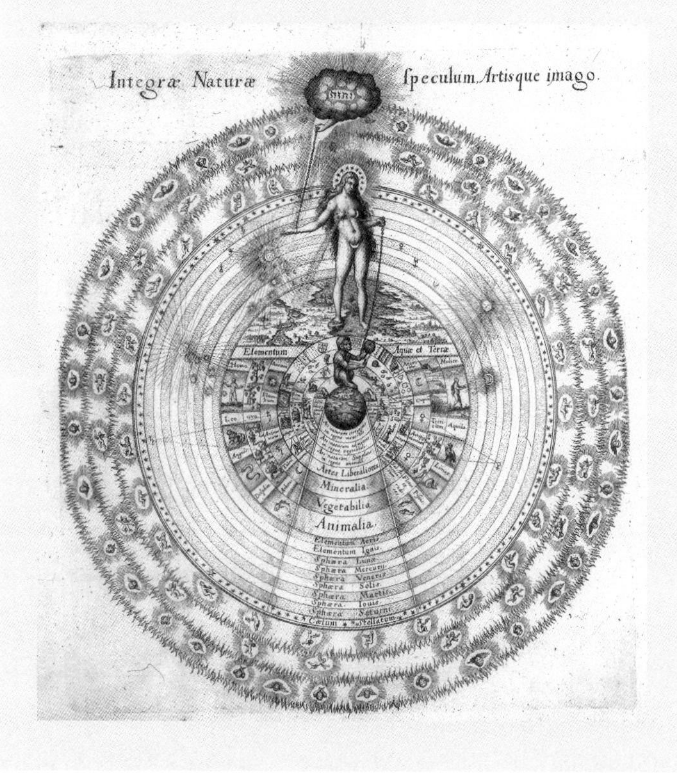

El *axis mundi* aparece en muchas regiones del mundo adoptando diversas formas. La imagen es a la vez femenina y masculina. Puede tener la forma de algo natural (una montaña, un árbol, una columna de humo o fuego, una parra, un tallo) o de un producto de manufactura humana (una torre, una escalera, un pilar, una cruz, un campanario, una cuerda, una aguja). La imagen aparece tanto en contextos religiosos como seculares. El símbolo puede encontrarse en culturas chamánicas o basadas en creencias animistas, en las principales religiones del mundo y en civilizaciones urbanas tecnológicamente avanzadas.

Muchas poblaciones se construyen alrededor de una plaza donde convergen diferentes calles. Los puntos centrales ayudan a definir la identidad de una población y promueven el sentimiento de colectividad.

Las casas antiguas se construían siguiendo una disposición simétrica que rodeaba un punto central. En ese punto central se situaba el fuego o el hogar, y constituía un punto de concentración familiar.

El punto central era también el lugar donde convergían las cuatro direcciones de la casa. Gracias a la disposición simétrica de las viviendas antiguas, la energía entraba por igual procedente de cada dirección, por lo que se hallaba en equilibrio respecto a las diferentes energías iniciadoras de cada punto cardinal.

Por desgracia, las casas modernas carecen a menudo de un punto central reconocible. Al vivir en hogares sin un punto central reconocible podemos llegar a sentirnos descentrados y sin equilibrio.

Cualquier punto central precisa de conexión y equilibrio, ya que este es el lugar en el que podemos establecer una conexión con las fuerzas divinas y estar en comunión con loas aspectos sagrados de la vida. Si creamos la sensación de centro en la casa, nos sentiremos más equilibrados y profundizaremos con los dominios naturales.

## Cómo hallar el centro del hogar

El punto central de la casa moderna puede ser el centro físico o bien ser un centro dinámico.

En el primer caso el centro es fácil de hallar: será el punto medio de su estructura física, el lugar en el que será posible hallar el equilibrio de energías de un hogar. Para hallar este punto sólo es necesario dibujar un croquis de la casa, midiendo sus dimensiones externas y proyectando sus medidas en un papel milimetrado. Tras recortar ese croquis, se sitúa sobre una cartulina y se dibujan las líneas diagonales de extremo a extremo. El lugar donde ambas se corten será el punto central del edificio.

En cambio, el centro dinámico será el lugar donde se reúne la gente más a menudo o bien el emplazamiento en que converge el Chi de la casa. Este centro dinámico ejerce una gran influencia sobre todo lo que sucede en el hogar y determina las influencias de la energía de cada dirección que fluyen de la casa. Funciona como un vórtice que atrae la energía y vuelve a irradiarla hacia fuera siguiendo un movimiento en espiral por toda la casa. Para hallar este centro podemos hacer un viaje interior por todo el hogar cerrando los ojos e imaginando que somos capaces de ver el fluir de la energía. En un momento dado podremos ver el lugar en que se cita una gran corriente energética: ese será el punto central dinámico. Las personas más experimentadas también pueden hallarlo utilizando una varilla de zahorí y recorriendo la casa, concentrando la mente y esperando que la varilla nos indique el lugar en que converge la energía.

Lo más conveniente para un buen equilibrio en el hogar es que tanto el centro físico y el centro dinámico sean el mismo punto. Pero puede suceder que queramos cambiar el centro dinámico de cara a atraer un tipo concreto de energía. Por ejemplo, si queremos atraer más vitalidad en nuestra vida, podemos establecer el centro en el cuadrante noroeste de la casa, de modo que penetre más cantidad de la energía necesaria.

## Un altar en sintonía con nuestra vida

Si pretendemos dotar de mayor estabilidad al centro dinámico de la casa, podemos crear un altar que será un punto focal desde donde la energía espiritual podrá distribuirse por toda la casa. El altar debe hallarse en sintonía con nuestra vida, y no debe ser una colección estática de objetos, por lo que conviene renovarlo mediante flores o velas cada día. También puede rociarse el aire con agua de manantial para hacer una limpieza periódica o colocar un pequeño cuenco de arroz de cara a honrarlo.

Cuando la casa esté centrada y en equilibrio, sus habitantes se sentirán más centrados en la vida y en armonía con el entorno.

# Despejar el espacio

Se puede purificar un espacio mediante el empleo del sonido o bien mediante el empleo de los cuatro elementos: tierra, aire, agua y fuego.

## El sonido

Uno de los métodos más utilizados para purificar el espacio en que habitamos es mediante el sonido, ya que tiene la capacidad de penetrar en cualquier sustancia y producir inmediatamente un cambio energético.

En China se empleaba la técnica del aplauso para mantener viva la esencia de un espectáculo y aprovechar sus conocimientos durante ese tiempo. Muchos chamanes emplean tambores y otros elementos de percusión para dispersar la energía negativa.

Un espacio despejado nos pone en contacto con el alma y la energía del Universo para que podamos vivir en armonía unos con otros y nuestro medio ambiente. Se puede purificar un espacio encendiendo una barrita de incienso y a continuación seguir con un canto tipo mantra o el empleo de un cuenco tibetano. Como el espacio de vida se limpia con el uso regular, el sonido metálico reflejará una energía más limpia a su alrededor. Los beneficios de este tipo de purificación son muy evidentes desde los primeros momentos:

- Se pone fin a las energías negativas de un espacio de vida que originan aflicciones del Feng Shui, riñas y peleas en el seno familiar.

## Los cuencos tibetanos

Los cuencos tibetanos o rin gong, son unos artefactos de metal con forma de tazón que tienen un sonido similar a una campana. Los lados y el borde del tazón vibran al ser golpeados o al ser frotados en forma de recorrido con un mazo. Los cuencos tibetanos han sido usados en Asia en prácticas del budismo. Ahora son empleados en varios lugares dentro o fuera de las tradiciones espirituales, para meditación, inducción al trance, relajación, bienestar personal o cualquier otra práctica religiosa.

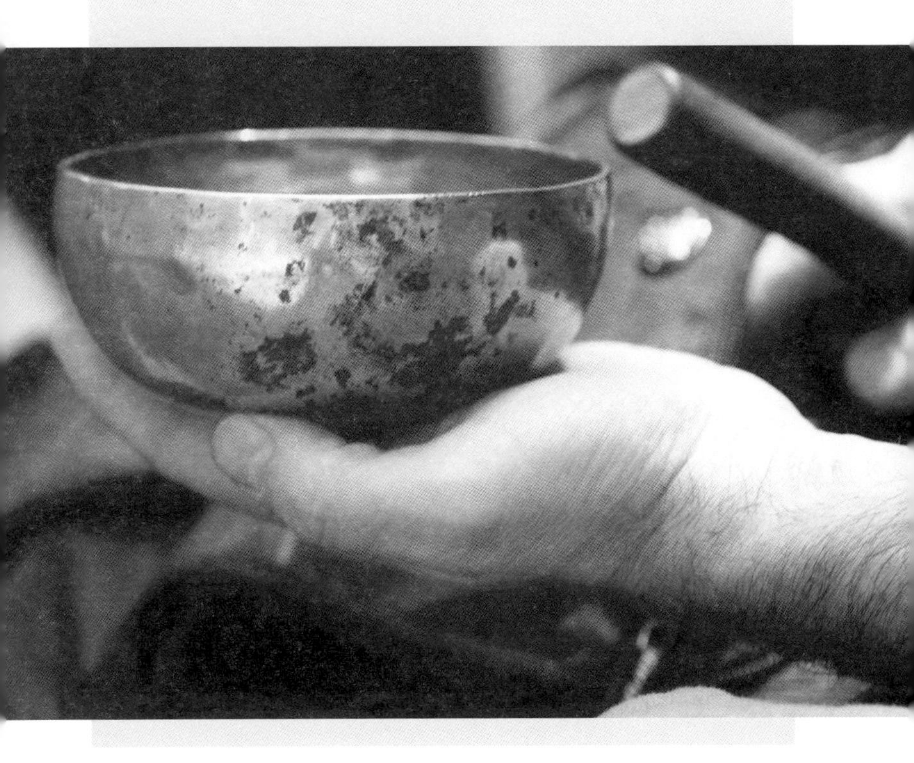

- Transforma la energía desfavorable en energía positiva.
- Activa energías elementales de los sectores de metal de la casa.
- Abre los chakras del cuerpo humano y limpia la mente, que le da una sensación de elevación y la relajación después del baño en los tonos armónicos de un cuenco.
- Mejora la eficacia de las curas Feng Shui.
- Las vibraciones positivas hacen que el hogar rebose de felicidad.

Respecto a los mantras, estos emplean los mismos canales subliminales que la música y los anuncios publicitarios, aunque con intenciones mucho más benéficas. No es necesario intelectualizar el "significado" o la simbología del mantra para que su sonido ejerza sus efectos sobre nosotros. El ritmo sonoro funcionará en el plano inconsciente y acabará por saturar los pensamientos conscientes, lo cual a su vez, afectará a los ritmos. De hecho, parte de la magia del mantra consiste en que no se debe reflexionar sobre su sentido, pues sólo así trascenderemos los aspectos fragmentarios de la mente consciente y percibiremos la unidad subyacente.

La entonación no sigue la misma estructura que los cantos, pero su potencial efectividad es inmensa, ya que es algo que procede del interior de las personas, por tanto surge con naturalidad. Para utilizar la entonación en el proceso de despejar el espacio se debe conectar ante todo con la habitación y articular cualquier ruido que se ajuste al lugar. Puedes acercarte a las paredes y entonar en ellas mediante la voz.

## Tierra, agua y fuego

Las culturas tradicionales son muy conscientes del poder de estos elementos y se sienten incómodas con las vibraciones eléctricas procedentes de la industria y los electrodomésticos que rodean nuestra vida.

- **Tierra:** El Chi de este elemento es el responsable de la riqueza y el dinero pero hay que tener cuidado al utilizarlo porque también es responsable de los retrasos,

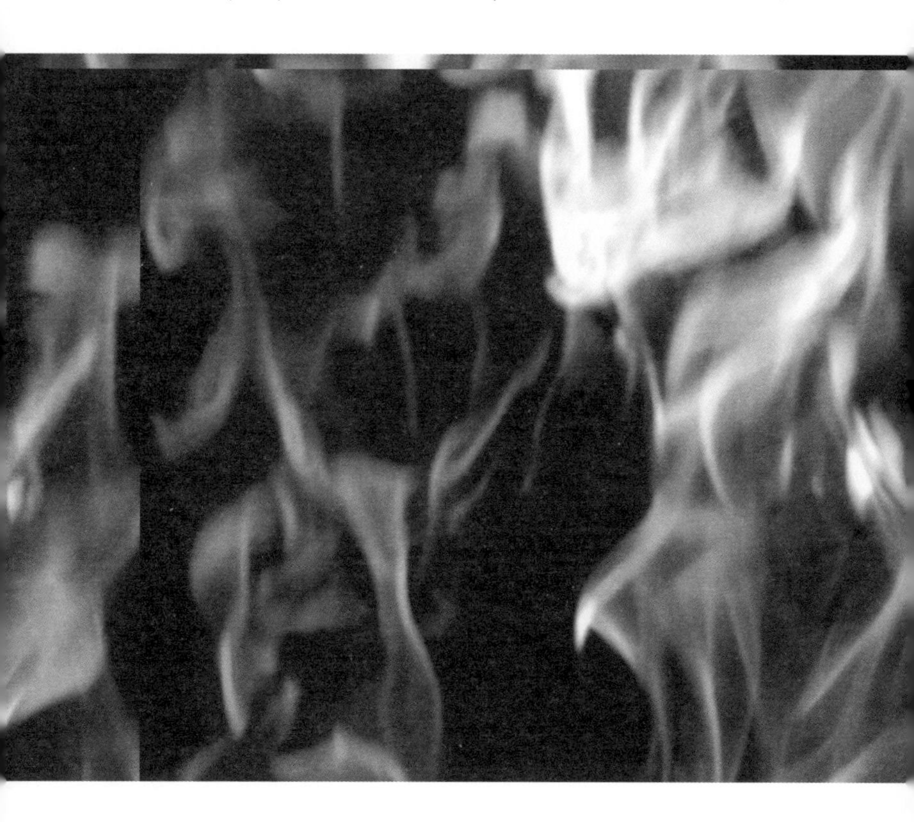

enfermedades y accidentes. El elemento tierra es el único que no se usa para corregir el Chi de otro elemento pero sí para corregirse a sí mismo, ya que la tierra puede ser positiva o negativa. Formas cuadradas. Colores tierra (incluido amarillo), marrones, ocre.

- **Agua:** Es un elemento muy útil y cuando se necesita su presencia, debe fluir y ser cristalina. En interiores se aplica a través de fuentes o peceras. La clave para que funcione es que siempre esté limpia, fresca y en movimiento, ya que el agua estancada puede crear más problemas que los que soluciona. Potencia la madera, destruye el fuego y debilita al metal. Formas onduladas. Colores azul y negro.

- **Fuego:** El fuego es un remedio elemental muy fuerte que también fortalece al elemento Tierra. Para representarlo, generalmente se utiliza una vela roja. En este caso puede ser recomendable reemplazar el elemento por su color correspondiente. Potencia la tierra, destruye al metal y debilita a la madera. Formas triangulares. Colores rojo, violeta, púrpura, magenta, morado, anaranjado.

## Purificación por medio de la luz y el amor

La calidad de vida aumenta al vivir en una casa bien iluminada que no en unos bajos oscuros y sombríos. Para despejar un espacio a fondo, visualice todas las partes inundadas de luz, y los lugares donde se concentre la suciedad.

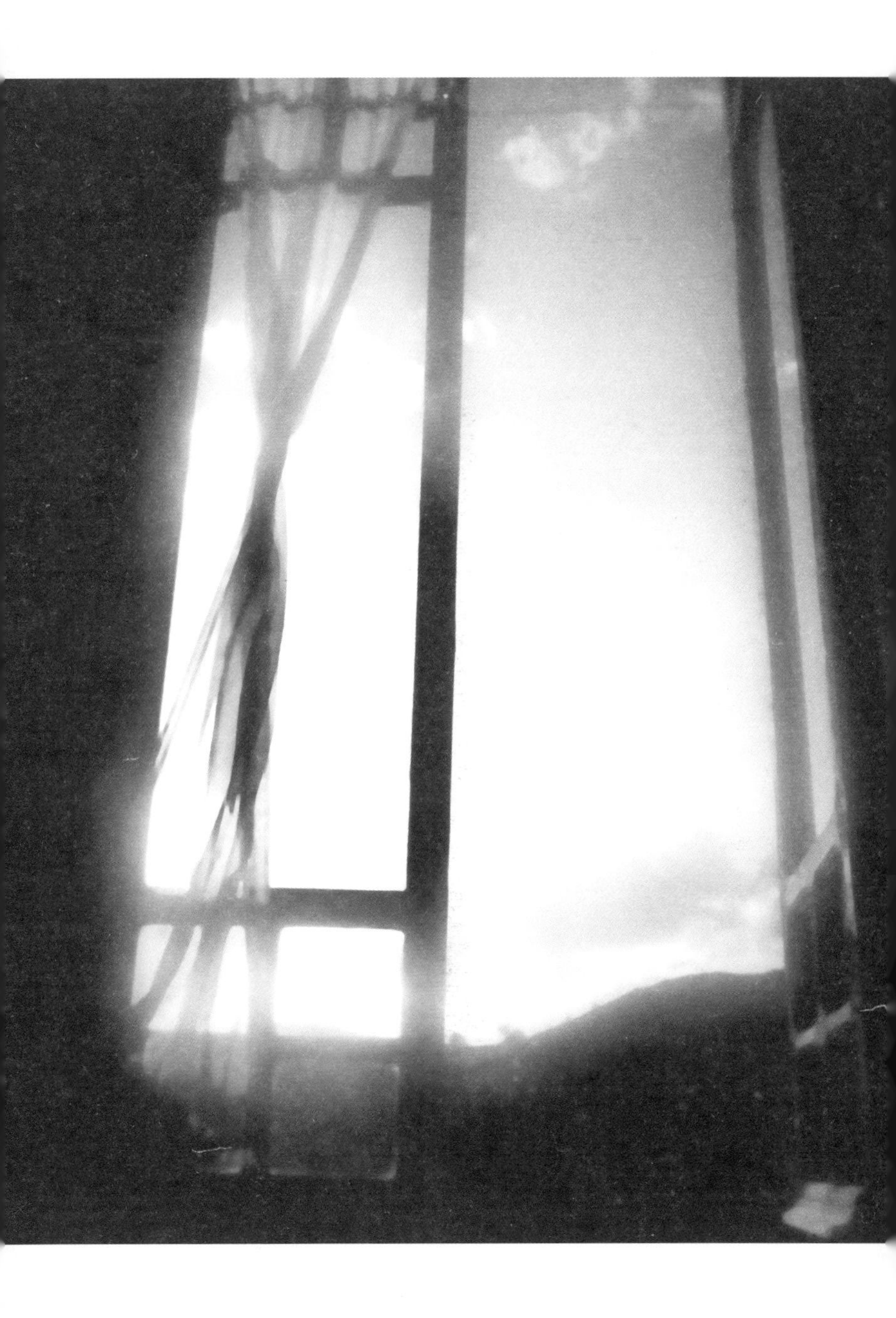

## Elementos para tener un buen Feng Shui en el hogar

- Hay que rodearse de las cosas que uno ama, tanto materiales como abstractas, a veces lo que para algunas personas es chatarra, para otra es un tesoro por el significado del objeto y las asociaciones emocionales que le despierta.
- Debemos mantener la casa y el lugar de trabajo bien limpios, ya que el polvo y suciedades nos traería problemas de estancamiento en algún área vital. Al poner en orden la casa y tener ordenadas las cosas del trabajo, sirve para que tu interior y tus ideas también estén en orden.
- A las cosas que ya no les demos más uso deberíamos regalarlas o venderlas y de ese modo estaríamos dejando espacio libre para que ingresen a nuestras vidas nuevas oportunidades.
- No debemos tener problemas de humedad, ni rincones oscuros, allí se estancan las energías negativas.
- Tener goteras, pérdidas de agua, significa que el dinero fluye rápidamente y lo dilapidamos.
- Tapando rejillas, desagües, inodoros y cerrando puertas de baños, logramos que no se escape nuestra energía, la de nuestro hábitat.

En la China es costumbre realizar una limpieza y purificación energética en las viviendas y negocios antes de iniciar un nuevo año o cuando se inicia un nuevo ciclo, con fin de generar bienestar y prosperidad. Es importante purificar la casa, abriendo las ventanas y permitiendo que entre la luz del sol ya que el hogar es el lugar donde se consolida la familia y el espacio que proporciona seguridad y protección.

A lo largo del año, el hogar se va cargando de diferentes energías que emanan de las personas que viven en su interior y que son producto de los sentimientos que mueven fundamentalmente en los ámbitos de la salud, el amor y la economía. Estos tres pilares se van desarrollando o bloqueando según el caso, por lo que el hogar recibe todas estas energías que la desgastan y maltratan. Al generar problemas y no resolverlos, estos se vuelven estáticos y se convierten en energías lineales. Las ceremonias de purificación del hogar permiten la liberación de esas energías negativas y recibir un nuevo ciclo con alegría.

El amor es el mayor purificador existente en el mundo. Cuando hay amor en nosotros, no solo nos sanamos a nosotros mismos sino que además alcanza a todas las cosas y personas que nos rodean. Gracias al amor logramos influir en los campos electromagnéticos de nuestros hogares, de la tierra y del resto de seres. El amor afecta a nuestro bienestar físico, emocional, mental y espiritual. Todo el amor que se invierte en el hogar nos es devuelto con creces.

# 3. Feng Shui en el hogar

El Feng Shui ayuda en el camino del alma mediante el estudio de las energías que se mueven en la casa. Nos informa de nuestras creencias y trabajo interior. Nos permite reflexionar sobre nuestra vida y nos ayuda en el camino hacia la plenitud, el bienestar y la paz interior, armonizando cada rincón de la casa.

## La zona de entrada

Un recibidor debe ser una zona con abundante luz de cara a mantener vivo el flujo de Chi. Una zona de entrada sombría puede destruir este flujo. Tampoco debe estar atestado de objetos, el paso debe ser franco y libre, creando un ambiente que estimule positivamente el Chi.

Si el área de entrada es estrecha y la puerta del piso da a una pared, puede colgarse un cuadro que tenga una cierta perspectiva. No hay que colocar un espejo directamente enfrentado a la puerta, ya que reflejaría la energía vital que debería acceder al interior.

A la puerta se le asocia una acción especial sobre el bienestar y la fortuna de los habitantes del hogar. En este espacio no debe haber muebles acabados en punta, ya que pueden tener efectos negativos. Merece la pena dotar a esta área de símbolos de la suerte, una cruz egipcia, un ideograma chino, etc.

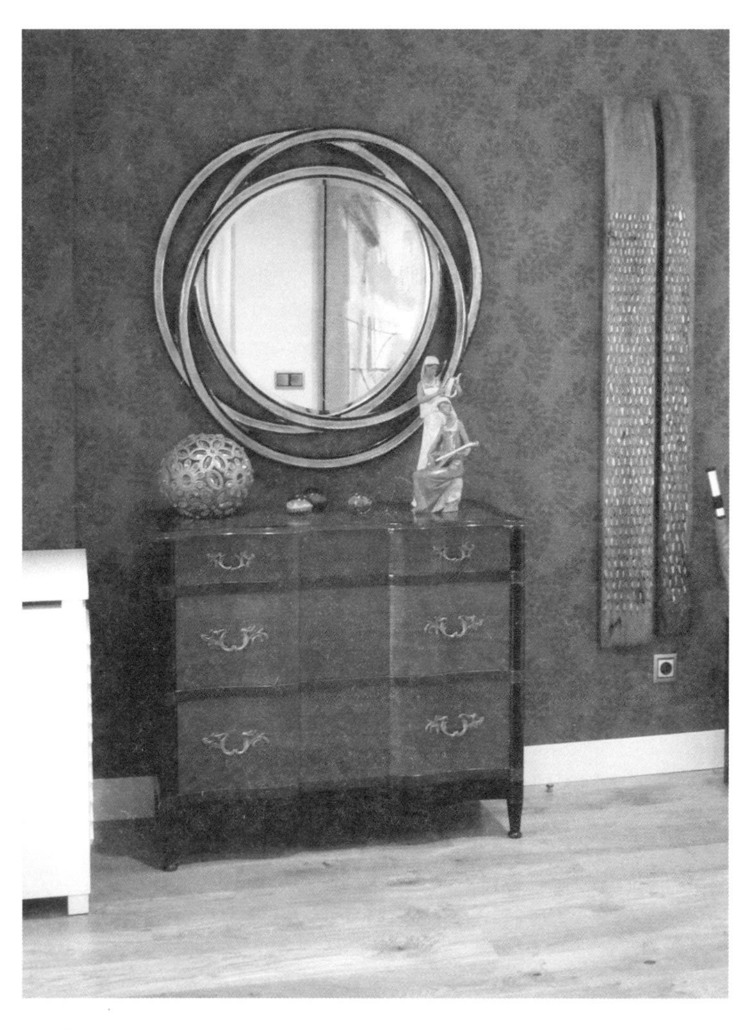

En muchos pisos, la entrada y el recibidor coinciden en el mismo sitio, por lo que no hay que limitar esta área a un mero lugar de paso. La energía se distribuye desde aquí hacia el resto de las estancias del hogar. Los abanicos fijados en la pared favorecen este proceso, deben colocarse mediante parches adhesivos o sostenerlos con una alcayata plana.

La entrada principal es una zona a la que debemos prestarle especial atención ya que simboliza la boca de entrada del Chi, es la zona de las primeras impresiones. El recibidor es la continuación de la bienvenida que demos en la puerta de entrada, por lo tanto, entrada y recibidor deben contar con:

- Buena iluminación.
- Arreglado y ordenado.
- Sin nada roto o en mal estado.
- La llave de la puerta y el timbre deben funcionar correctamente.
- La puerta de entrada no debe arrastrar, debe abrir a 180º, o al menos a 90º.
- Los colores recomendados son el durazno y salmón. Si esta zona está poco iluminada, mejor pintarla de color amarillo.
- No tener facturas impagadas y carpetas o elementos de trabajo a la vista.
- Si no dispone de un recibidor en su caso, intente delimitar virtualmente un pequeño espacio o lugar para que funcione como tal.

# La cocina

El emplazamiento de la cocina es fundamental dentro de la casa. El elemento regente de la cocina es la madera y para el Feng Shui este espacio está principalmente relacionado con la salud y prosperidad. No es recomendable que esta área se halle junto al baño y, en caso de que sea así, se puede colocar un móvil de campanillas entre ambas estancias para bloquear la energía.

También resulta conveniente que al cocinar la puerta se encuentre situada a la espalda. Resulta muy beneficioso instalar un espejo a la altura de la encimera de cocción, ya que su acción duplica los beneficios de la alimentación y por tanto es un símbolo de bienestar.

La encimera de cocción y el fregadero no deben encontrarse en el mismo lateral de la cocina, ya que el agua y el fuego, al hallarse juntos, resultaría perjudicial para los alimentos. Si este es el caso, se puede separar el fregadero de la encimera de cocción mediante un espejo de doble cara que tenga una altura suficiente como para tapar las cacerolas.

- Principalmente debe haber orden y limpieza.
- Orden y limpieza son condiciones fundamentales en la cocina, tanto sobre la mesa como dentro de las alacenas.
- Controlar que la distancia entre el agua y el fuego sea superior a 1,20 m. ya que por la teoría de los elementos se produciría un choque desfavorable que podría afectar tanto al hombre como a la mujer de la casa.
- Controlar que no existan fugas de agua.
- Se pueden utilizar todos los colores menos el azul, el rojo intenso y el naranja, que generan estrés, discusiones y nerviosismo.
- No colocar imágenes sagradas.
- No tener remedios a la vista.

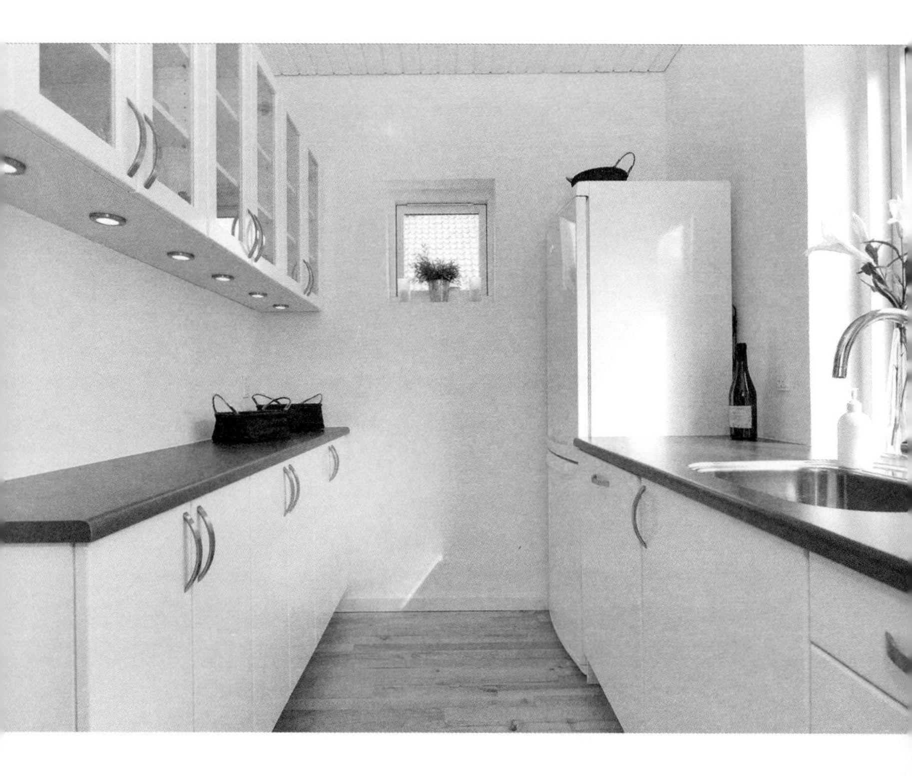

# Los dormitorios y zonas de descanso

La orientación óptima de la puerta del dormitorio y la de la cama son criterios fundamentales para tener un buen descanso y una magnífica vida sexual. Un sueño reparador significa cargarse de energía para afrontar cualquier situación que pueda producirse en la vida diaria.

Los dormitorios deben ser un lugar de serenidad, un lugar en el que podamos recargar las energías después de un largo día de trabajo, por este motivo la calidad de descanso es vital para nuestra salud y productividad.

Es conveniente no dormir nunca con los pies apuntando hacia la ventana ni hacia el quicio de la puerta, ya que la energía vital se escaparía directamente por estos lugares. Tampoco conviene verse reflejado en un espejo desde la posición en la que se duerme, ya que la energía personal rebotaría durante el sueño y producir trastornos que impedirían dormir.

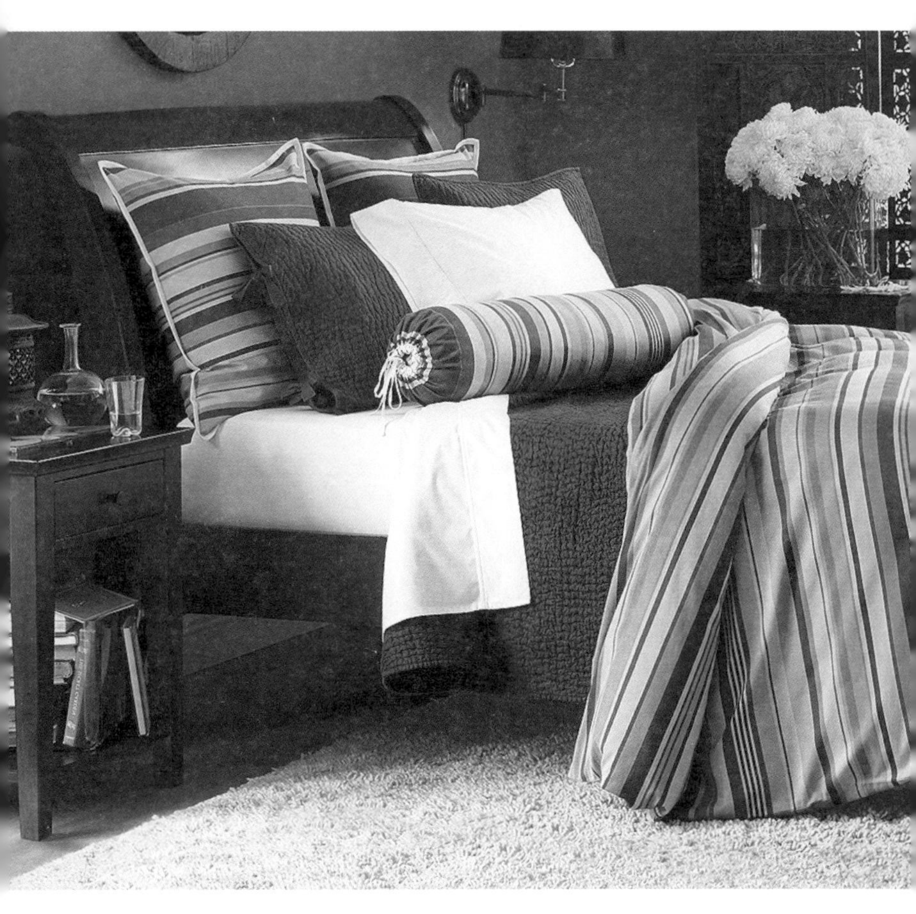

Las ventanas no deberán reflejarse en los espejos de los armarios ya que pueden formar una zona de perturbación de flujos de energía que entran y salen.

Si el dormitorio tiene el techo en pendiente, la cama también debe estar situada a un metro y medio de la pared inclinada. La cama no debe situarse en la línea que une la puerta de la habitación y la ventana, ya que de esta forma el Chi se vería interrumpido. Para proteger la cama en relación con la puerta también puede disponerse un biombo entre esta y la ventana, así la persona podrá conseguir dormir con tranquilidad.

La puerta de la habitación no solo simboliza el flujo de energía que penetra en una estancia sino que también representa los acontecimientos del día, así como el influjo ajeno que pueda afectar a otra persona.

La madera es el mejor material para una cama, debido a que esta no es conductora de contaminación eléctrica, las corrientes de fugas de los muros o la carga de las moquetas. Puede añadirse a la cama algún elemento metálico de cara a regular el influjo de la madera. Las camas de agua son poco recomendables, ya que el agua estancada representa el anquilosamiento.

En cuanto a los colores, el azul está indicado para las personas que tienen trastornos de sueño, ya que transmite calma y sosiego. El verde intensifica las relaciones emocionales y la fuerza de expresión intuitiva, por lo que también puede tenerse en cuenta este color para un dormitorio. En cambio, los tonos verdes intensos no deben tenerse en cuenta, ya que propician el desarrollo y la fuerza vegetativa, tiende a estimular el sistema nervioso simpático. Las relaciones sexuales pueden estimularse con los tonos naranja o amarillo. Son colores revitalizantes que afectan positivamente los centros sexuales. En cambio, el color rojo, siempre asociado a la pasión y el poder, también puede aso-

## Los espejos en el Feng Shui

En el Feng Shui los espejos se utilizan para:

- Atraer el agua y beneficiarse con sus efectos naturales y energéticos.
- Para bendecir la comida, el espejo se ubica cerca de la mesa donde se come.
- Para ahuyentar los espíritus dañinos.

Es común que las casas en China tengan una pared cubierta toda de espejos, y muchas veces, la cara interna de la puerta de entrada a la casa. En el techo son muy útiles para ensanchar zonas de la casa excesivamente estrechas que facilitan la acumulación de Chi. Pero estos no deben estar demasiado altos y en un dormitorio no se aconseja que haya más de dos porque podrían generar un exceso de Chi.

- Colocar espejos cerca de la ventana. Un espejo en el lugar correcto va a armonizar el flujo de energía en su hogar. También se cree que colocar un espejo cerca del comedor ayuda a aumentar la riqueza.

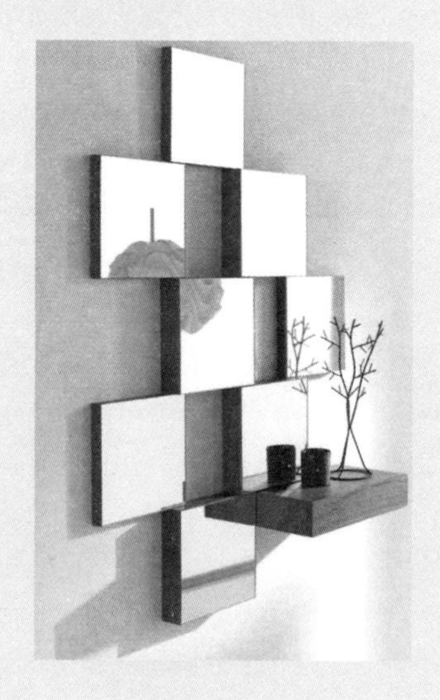

- Si al entrar en una casa lo primero que se ve es una pared, entonces es recomendable colgar un espejo para hacer que el espacio parezca más grande. Por otro lado, no es recomendable dormir enfrentados a un espejo ni a ninguna superficie que refleje.

- No colocar espejos al final de un pasillo largo, solamente pueden colocarse en las paredes para expandir la energía positiva. Si se puede ver una puerta o ventana directamente cuando se entra en una habitación, significa que ese es el lugar por el que se escapa la energía. Coloque un espejo mirando hacia adentro en esa puerta o ventana, y una planta en la puerta de entrada, para que refleje en el espejo y cree un flujo de energía.
- Debemos mantener la casa y el lugar de trabajo bien limpios, ya que el polvo y suciedades nos traería problemas de estancamiento en algún área vital. Al poner en orden la casa y tener ordenadas las cosas del trabajo, sirve para que tu interior y tus ideas también estén en orden.
- A las cosas que ya no les demos más uso deberíamos regalarlas o venderlas y de ese modo estaríamos dejando espacio libre para que ingresen a nuestras vidas nuevas oportunidades.
- No debemos tener problemas de humedad, ni rincones oscuros, allí se estancan las energías negativas.
- Tener goteras, pérdidas de agua, significa que el dinero fluye rápidamente y lo dilapidamos.
- Tapando rejillas, desagües, inodoros y cerrando puertas de baños, logramos que no se escape nuestra energía, la de nuestro hábitat.

ciarse a la ira, la osadía y la violencia, lo que desaconseja esta tonalidad para el dormitorio.

En un dormitorio no pueden encontrarse acuarios, fuentes de interior o fotografías con el agua como protagonista, ya que el Chi puede verse excesivamente estimulado, con lo que será difícil la relajación en la estancia. En cambio, resultan muy positivos los cuadros con paisajes, las fotografías en blanco y negro o los abanicos orientales.

Y debemos tener en cuenta los siguientes consejos:

- Evitar colocar elementos que nos recuerden el trabajo ni ninguna situación que nos provoque estrés.
- No tener un espejo que refleje a las personas cuando están acostados en la cama.
- Evitar colocar la cama frente a una puerta, debajo de una ventana o debajo de un depósito de agua.
- Las vigas simbolizan un peso sobre nuestros hombros, no colocar la cama debajo de ellas.
- No tener plantas o flores ya que poseen una energía intensa, solo colocarlas cuando haya un enfermo.

# Las zonas de estar

Este lugar dice mucho sobre nosotros, sobre nuestra personalidad, comos nos comunicamos con el otro. Son espacios sociales para conversar, leer, mirar televisión, compartir un rato con amigos, familiares, afectos, etc. Es el corazón de la casa. El orden resulta fundamental para que haya buena circulación de energía.

- El mobiliario debe ser cómodo, seguro y vistoso.
- Colocar el sillón que más se utiliza en posición de seguridad y control. Esto significa que debería estar apoyado sobre una pared maciza y que desde ese mueble pueda verse la puerta de entrada y las ventanas.
- Elija variedad de asientos: mecedoras, sillones, puff, almohadones, etc., que inviten a la comodidad.
- Es el lugar ideal para colocar fotos familiares, recuerdos, objetos que nos agraden y recuerden buenos momentos.
- Colores recomendados: cálidos, crema, amarillo, terrosos, verde y durazno.
- Esencias para la sala de estar: naranja, bergamota y jazmín.
- No colocar imágenes agresivas, tristes, etc.

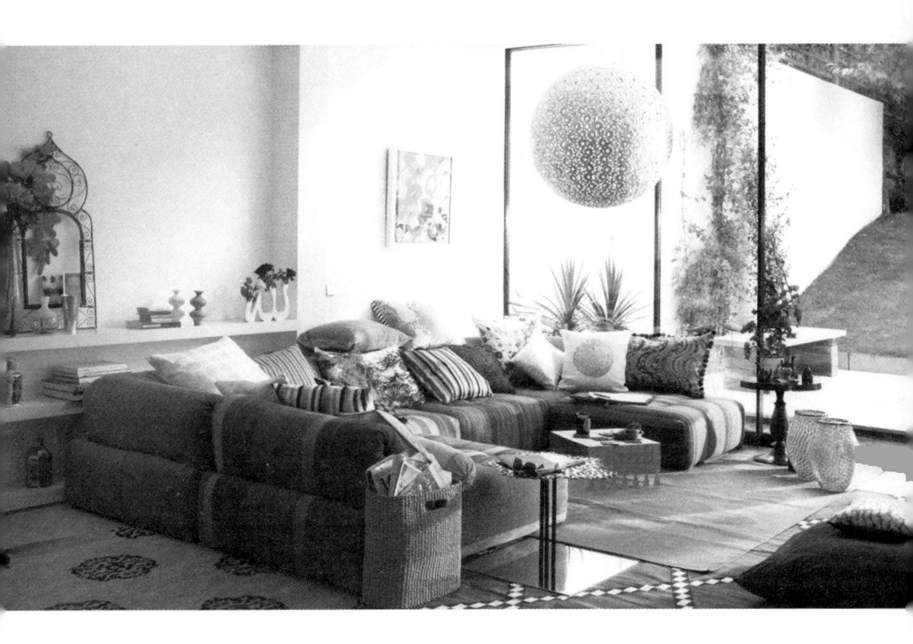

# El comedor

El comedor se asocia con el elemento tierra y se debe lograr crear un ambiente de armonía y unidad familiar.

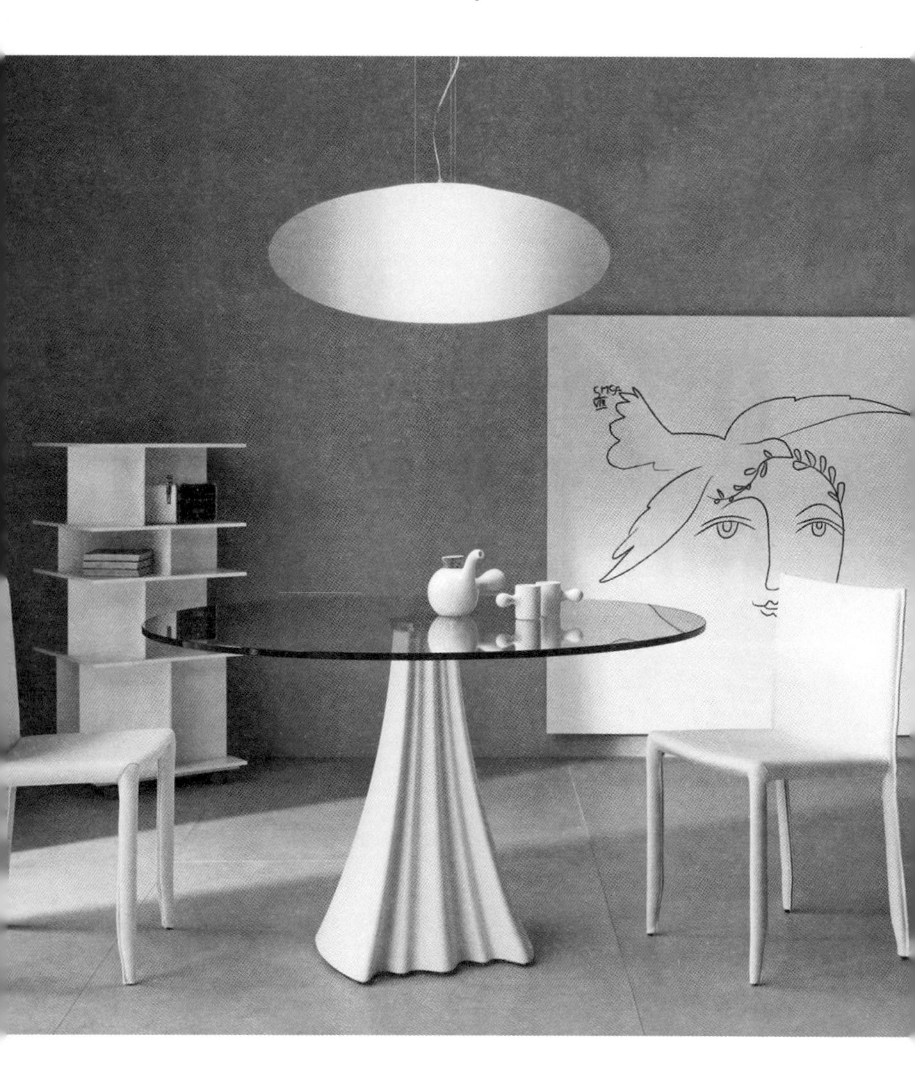

- La mesa ideal es la redonda y de madera, ya que iguala a todas las personas, se la conoce como la mesa igualadora, ya que con una mesa rectangular se pueden ver las jerarquías dentro de la mesa.
- Siempre se deben tener más sillas que los integrantes de la casa, ya que simboliza que están abiertos a recibir más personas.
- La mesa debe tener un centro (velas, flores, fruteras, etc.), nunca dejar la mesa vacía ya que se debe evitar la escasez y el vacío.
- La iluminación es fundamental, es garantía de encuentro, especialmente sobre la mesa.
- Los colores recomendados son los beige, tierra, los verdes pero con toques cálidos como el verde limón.
- Se pueden colocar imágenes u objetos de paisajes, girasoles, peces, frutos (especialmente uvas que representan la prosperidad), o bien imágenes de peces en forma de adornos.

# Los dormitorios infantiles

El elemento que se asocia con la etapa infantil es el elemento madera, que promueve la actividad, la concentración, la iniciativa y la creatividad. Se incorpora a través de colores verde o azul claro, plantas, formas alargadas, muebles de madera y fibras naturales.

La habitación del bebé debe trasmitir seguridad tanto al niño como a los padres (protectores de enchufes, tejidos naturales, cantos redondeados o con esquineras, ventilación diaria...), la iluminación ideal es la luz natural, pero se deben utilizar cortinas para controlar la cantidad de luz que recibe el bebé; en cuanto a los tapices y cuadros deben ser alegres con motivos infantiles, que transmiten una atmósfera de convivencia y favorecen a la sociabilidad; la limpieza y el orden es algo primordial para que circule el aire y la luz, lo que induce a la tranquilidad y sosiego. No se debe llenar la habitación de juguetes y peluches, ya que le quitan energía al bebé. La cuna ideal, según el Feng Shui ha de ser de madera, ya que es un material natural que al mantener contacto con la tierra permite un mayor transito de energía.

El lado oeste de la casa es el lugar más apropiado para ubicar allí el cuarto de los niños. La cama debe estar orientada de tal forma que la cabecera mire hacia la dirección y los pies no apunten a la puerta ni a ninguna ventana.

La cama no debe ser atravesada por una línea imaginaria que vaya desde la puerta a la ventana. Si se da esta circuns-

## El Sheng Chi

**Sheng Chi significa "moverse hacia arriba" y es un tipo positivo de Chi que se encuentran en lugares que son brillantes, refrescantes y estimulantes. La gente que vive en estos lugares es generalmente gente que vive contenta y feliz. Cuando una persona posee Sheng Chi, significa que está llena de esperanza y optimismo. Cuando la Luna está cerca de su fase llena, se llama Sheng.**

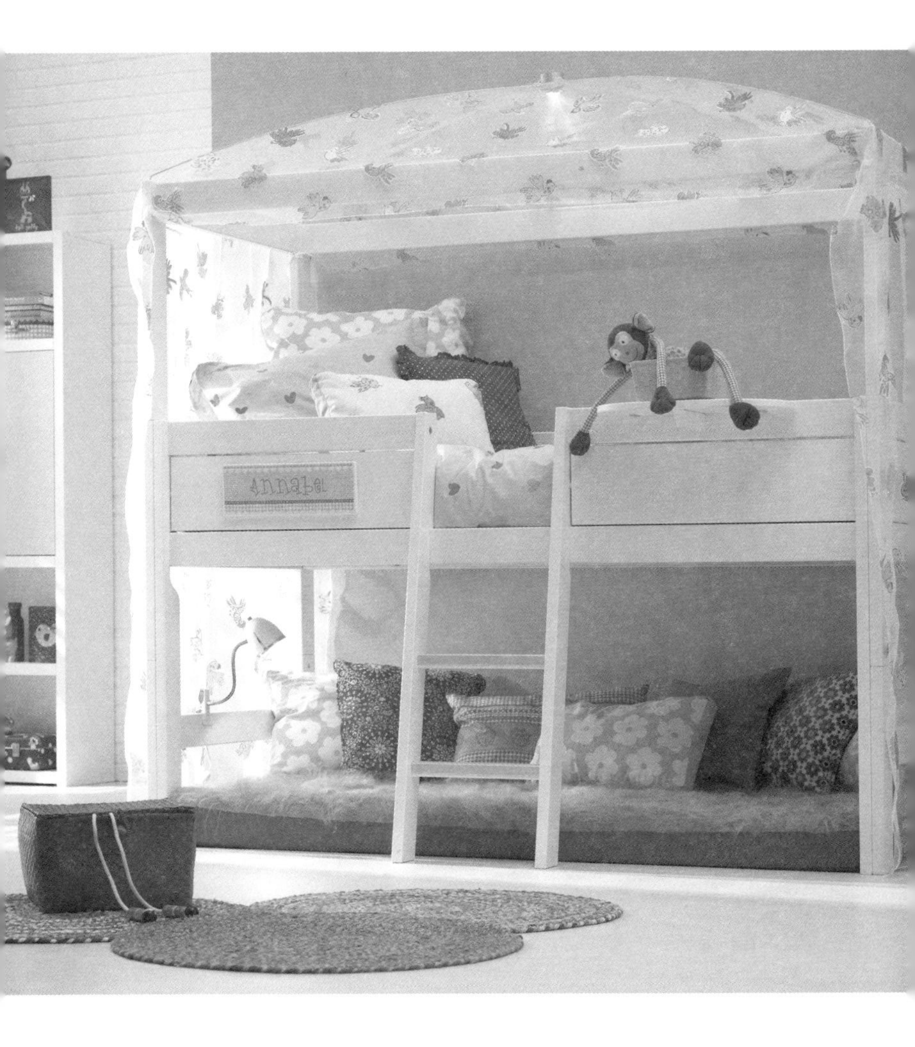


tancia, se puede colocar un móvil con campanillas con el fin de bloquear esta corriente de energía.

El lugar de trabajo de los niños debe estar orientado hacia la dirección más favorable, hacia el Sheng Chi. En este espacio, una pecera puede propiciar mayor dosis de concentración y motivación a la hora de realizar las tareas escolares.

El lugar que dedican su tiempo a jugar debe estar bien iluminado. Los niños deben jugar con muñecos que transmitan energía positiva, evitando las formas agresivas, las aristas y las puntas. Las formas redondeadas son más armoniosas que los juguetes y aparatos de perfiles rectos.

En esta estancia debe predominar un color que proteja al niño, por ejemplo el rojo para el elemento tierra y azul para el elemento madera. El color, de todas formas, también debe responder a sus necesidades emocionales de cara a proporcionarle un buen desarrollo.

# El baño

Desde el punto de vista del Feng Shui es un lugar donde se drena energía negativa porque es un lugar destinado a los desechos, por donde circula mucha agua sucia, olores desagradables, etc. Por esta razón debemos tener en cuenta:

- Mantener cerrada las tapas de los sanitarios.
- Que el baño sea pequeño y que se mantenga siempre su puerta cerrada.
- Desagües y cañerías deben hallarse en perfecto estado de conservación y funcionamiento, ya que el agua debe circular libremente.

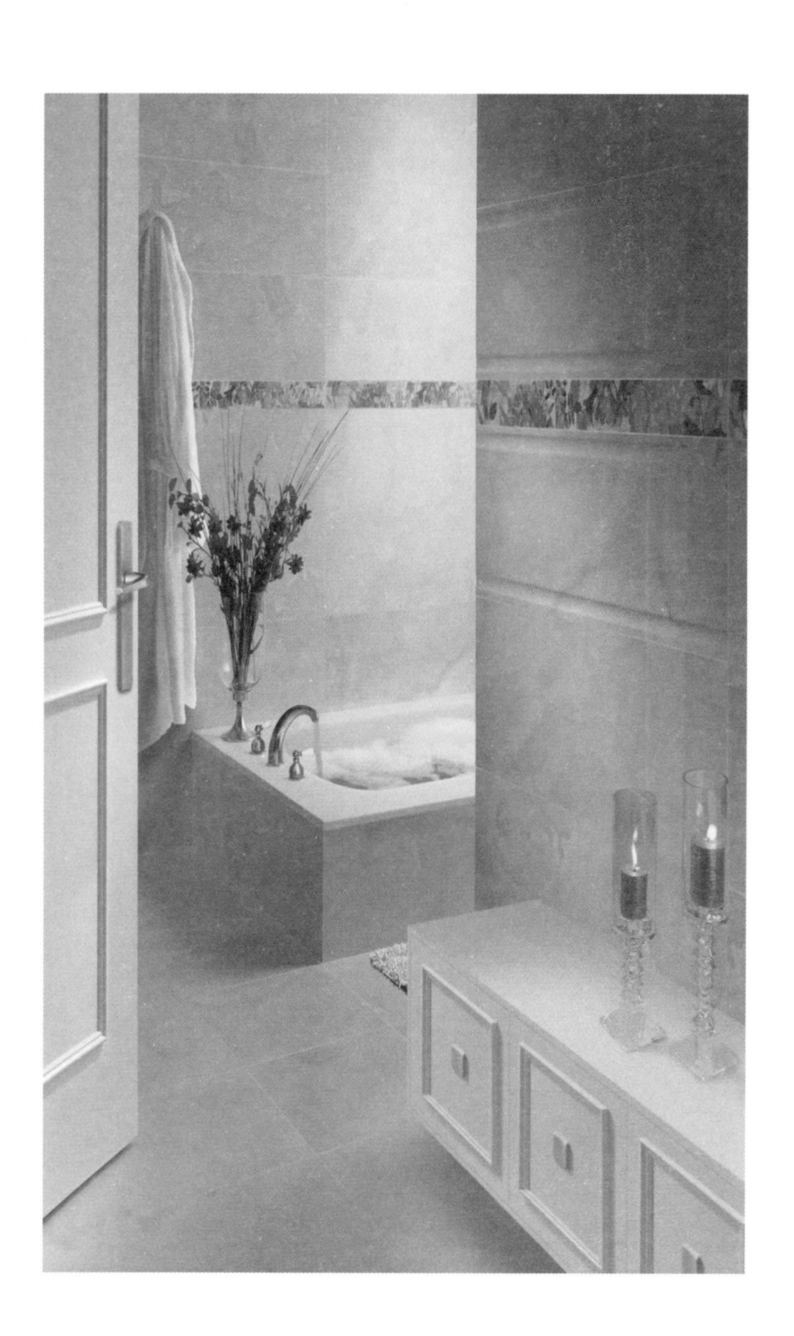

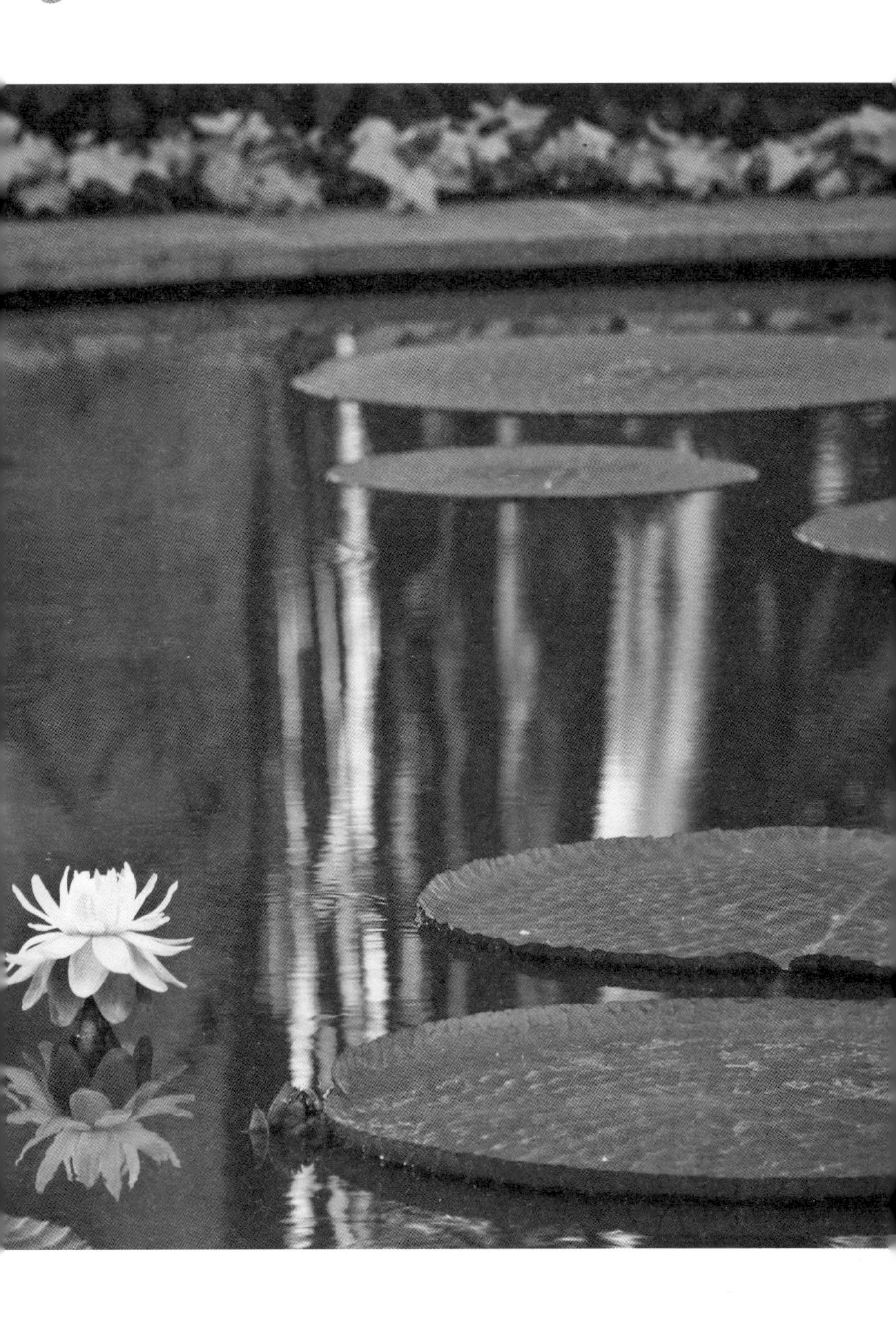

# Jardines y terrazas

Los jardines zen son apacibles, tranquilos y mágicos: sus caminos de gravilla blanca se mezclan con casitas de té en miniatura, estanques con nenúfares, árboles, etc. Si la vivienda está rodeada por un jardín vibrante y exuberante, con un equilibrio entre luz y sombra, con colores armónicos, la familia que la habite será feliz; sus relaciones interpersonales gozarán de armonía, y su trabajo dará los frutos deseados. Tendrán una buena salud y todos sentirán un extraordinario entusiasmo por la vida. A esto se le llama un buen Feng Shui, lo que significa que las energías que rodean el lugar están equilibradas entre sí y son benéficas. Los que habitan el lugar tendrán "buena suerte".

En cambio, si la vivienda esta rodeada de una vegetación desvitalizada, con un crecimiento desarmónico debido a la mala orientación, si el césped se seca o las plantas en determinados sectores del jardín se mueren, o tiene la presencia de objetos puntiagudos, o la pileta de agua apunta en forma agresiva a la casa; entonces el entorno está impregnado de energía negativa. A esto se lo llama un mal Feng Shui, por lo tanto no puede haber prosperidad, salud ni felicidad.

- Un estanque con nenúfares eleva el nivel de energía del hogar, pero el agua no debe estar estancada, debe circular en una dirección favorable.
- El estanque debe tener un cierto desnivel, para que el agua fluya desde el depósito superior al inferior.
- El puente debe estar orientado hacia uno de los puntos cardinales que le sean más favorables.

# Las plantas del jardín

En el Feng Shui las plantas están clasificadas según los principios fundamentales del yin y el yang.

INFLUENCIA YANG:

- Arbustos: Bambú, crisantemo, orquídea, peonía, forsitia, lilo, camelia, pyracantha (yin/yang), gardenia, hortensia
- Árboles: Manzano, cerezo, ciruelo, sauce llorón, ailanthus, ginkgo (yin/yang), koelreuteria, shopora japonica (Acacia de Japón).

INFLUENCIA YIN:

- Arbustos: Jazmín, rododendro, rosal, pyracantha, glicinia, falso jazmín, madreselva, hibiscus.
- Árboles: Albaricoque, melocotonero, magnolia, albizia (Acacia de Constantinopla), ginkgo (yin/yang).

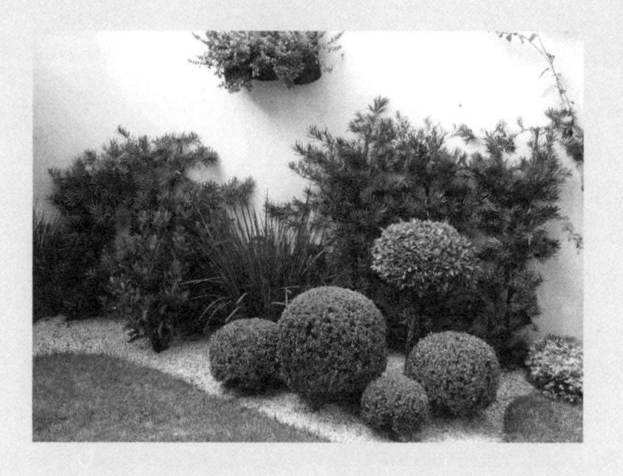

- El agua debe estar limpia, por lo que se puede instalar una pequeña depuradora para tal propósito.
- Conviene acotar los límites del jardín, para evitar la entrada de energía negativa del exterior. En ese sentido, un seto a media altura limitará los flujos exteriores pero permitirá la comunicación con los demás.
- El centro energético del jardín debe estar libre de obstáculos, se puede plantar algo de césped y evitar atravesarlo con algún camino, sillas o mesas que entorpezcan el fluir de su energía.

# El karma de los edificios

Del mismo modo que pueden afectarnos las fuerzas de la naturaleza, también nuestros actos tienen repercusiones sobre el mundo natural. Todas las cosas están entretejidas en la red del Universo, por lo que nuestra vida se halla vinculada a todas las deidades.

Los edificios afectan a la vida de las personas que viven en ellos, ya sea por las vidas anteriores que los hayan habitado como por las actividades que han tenido lugar en ellos. Se dice que algunas viviendas son viejas, otras son extrañas, otras inquietantes y algunas otras pueden ser cálidas y acogedoras.

Cada edificio tiene su propio karma a partir de las actividades que hayan tenido lugar en ellos. Estos efectos continúan aún una vez los habitantes han abandonado el hogar y afecta a la prosperidad de los nuevos inquilinos.

Algunos edificios tienen buen karma, son aquellos que

han sido ocupados anteriormente por gente honrada y próspera, por familias felices y llenas de armonía y por personas virtuosas. Debe darse el caso que ninguna persona haya muerto de forma violenta y no se hayan cometido crímenes. El buen karma de un edificio puede quedar en nada si los nuevos habitantes se comportan de manera poco virtuosa o se realizan actividades poco éticas en su interior. También hay edificios con karma neutro, son aquellos en los que la prosperidad de las personas que habitaron no aumentó y sus actos no tuvieron consecuencias

## La carta geomántica

Con una carta geomántica podemos evaluar cómo fluye la energía en una edificación. Mediante este estudio se evalúan diferentes cuestiones:

1. El entorno externo a la casa para observar qué tiene, qué protecciones tiene la vivienda, etc.
2. Determinar el año de construcción del edificio.
3. Determinar el frente, el fondo y el centro de la vivienda o negocio.
4. Tomar la lectura de la orientación geográfica de la fachada yang.
5. Hacer la división del plano de la casa por palacios o sectores.
6. Analizar los palacios o sectores, sus estructuras y combinaciones positivas, negativas.

7. Recomendar las curas o remedios adecuados para paliar los problemas o potenciar las combinaciones positivas.

Con estos datos se puede saber qué tareas se deben realizar para mejorar los aspectos negativos del hogar y cómo potenciar los positivos, tanto de la casa como de los habitantes de la misma.

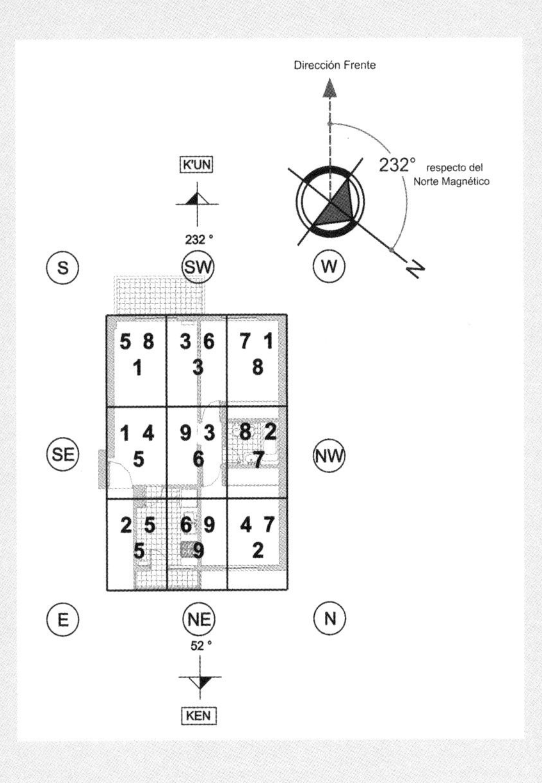

destacadas. Estos edificios tienen nulo efecto sobre la carta geomántica, su interior y exterior. En cambio, los edificios con un mal karma están asociados a actos violentos o a enfermedades graves. El mal karma debe ser neutralizado en los siguientes casos:

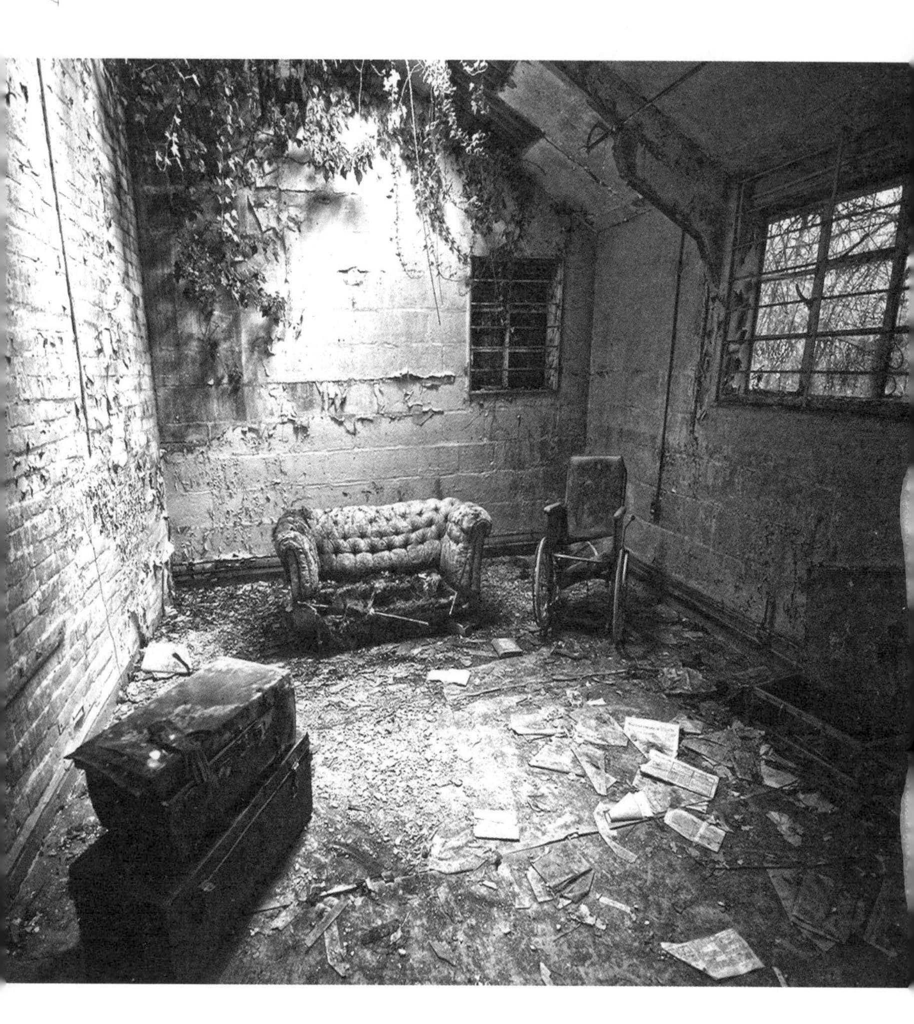

- Cuando un edificio se construyó sobre un antiguo cementerio.
- Si se construyó sobre un lugar en el que hubo matanzas, ejecuciones, muertes por suicidios, campos de batalla, campos de concentración o lugares donde se realizaron masacres.
- Cuando en el lugar hubo un asesinato.
- Cuando el edificio hubo desalojo por quiebra o cierre de empresas.
- Si en algún momento fue funeraria, carnicería, cárcel, sanatorio, hospital o matadero.

## Una nueva percepción

Cambiar el ambiente que nos rodea también produce un cambio en la manera cómo lo percibimos, seamos o no conscientes de ese cambio. Pocas personas son capaces de sentir la calidad de la energía en el ambiente de una habitación en la que hay iones negativos. La mayoría de personas siente un ambiente más limpio, más relajante, más estable o con mayor energía.

En algunas culturas el blanco es sinónimo de pureza, mientras que en otras es el símbolo de la muerte. Existen muchos condicionantes sociales que nos influyen en la forma cómo percibimos el mundo. El Feng Shui, en ese sentido, no puede separarse de otros factores que afectan nuestro Chi y a la energía que percibimos a través de los millones de neuronas que hay en nuestro cuerpo físico.

Antiguamente, muchas personas nacían en un hogar en el

que vivían toda la vida y en el que luego morían. Hoy en día, prácticamente todo el mundo se acaba trasladando de casa al menos una vez en su vida. Las personas suelen buscar un nuevo hogar en el que converjan todos sus ideales y en el que creen que su Yo Superior podrá hallar respuestas a aspectos que le son desconocidos o bien podrá completar su faceta kármica. En muchos aspectos de nuestras vidas todos intentamos recrear situaciones similares, tener parejas similares, hogares similares, hasta que un día nuestro Yo Superior se entesta en mostrarnos algo diferente.

Cuando intentamos cambiar de hogar, una parte de la energía se separa y avanza hacia el futuro en busca de un nuevo lugar. Ello puede influir energéticamente en las relaciones con el hogar en el que todavía vivimos. La limpieza ya no se realiza como antes, las paredes ya no se repintan, se deja rota un persiana que requiere cambiarse... Si el ambiente de la casa se va empobreciendo más y más, se hará difícil que se hagan cambios positivos en la vida. Cuando se transmite amor al lugar en que se vive, este retorna ese amor en forma de forma cálida y amorosa.

Encontrar una nueva casa puede convertirse en una experiencia traumática por las estrechas relaciones que se hayan podido establecer con la vivienda que hemos estado ocupando. Una manera de facilitar esa transición consiste en llevarse consigo todos los recuerdos más felices. Es un buen karma dejar la casa tal y como nos habría gustado encontrarla, pues estamos dejando la casa limpia física y psíquicamente para que la ocupen los nuevos inquilinos.

Al despejar el espacio se rompe con los niveles vibracionales más bajos, pero se mantienen intactos los superiores. Al dejar el hogar se pueden ir recorriendo una por una todas las habitaciones, despidiéndose de ellas, acariciando los marcos de las puertas o bien dando las gracias verbalmente. Es bueno que los sentimientos afloren en estas circunstancias, mucho mejor que no dejarlos atrapados en el interior durante tiempo.

Una manera de transmitir nueva energía a un espacio puede ser redecorándolo por completo. Una decoración consciente significa introducir unas frecuencias específicas. Si se contratan profesionales externos para tal función, es importante que estos tengan una energía positiva y acorde con su propietario. Se trata de instintos muy arraigados en la protección del territorio, por lo que una puerta a la espalda siempre resulta incómoda.

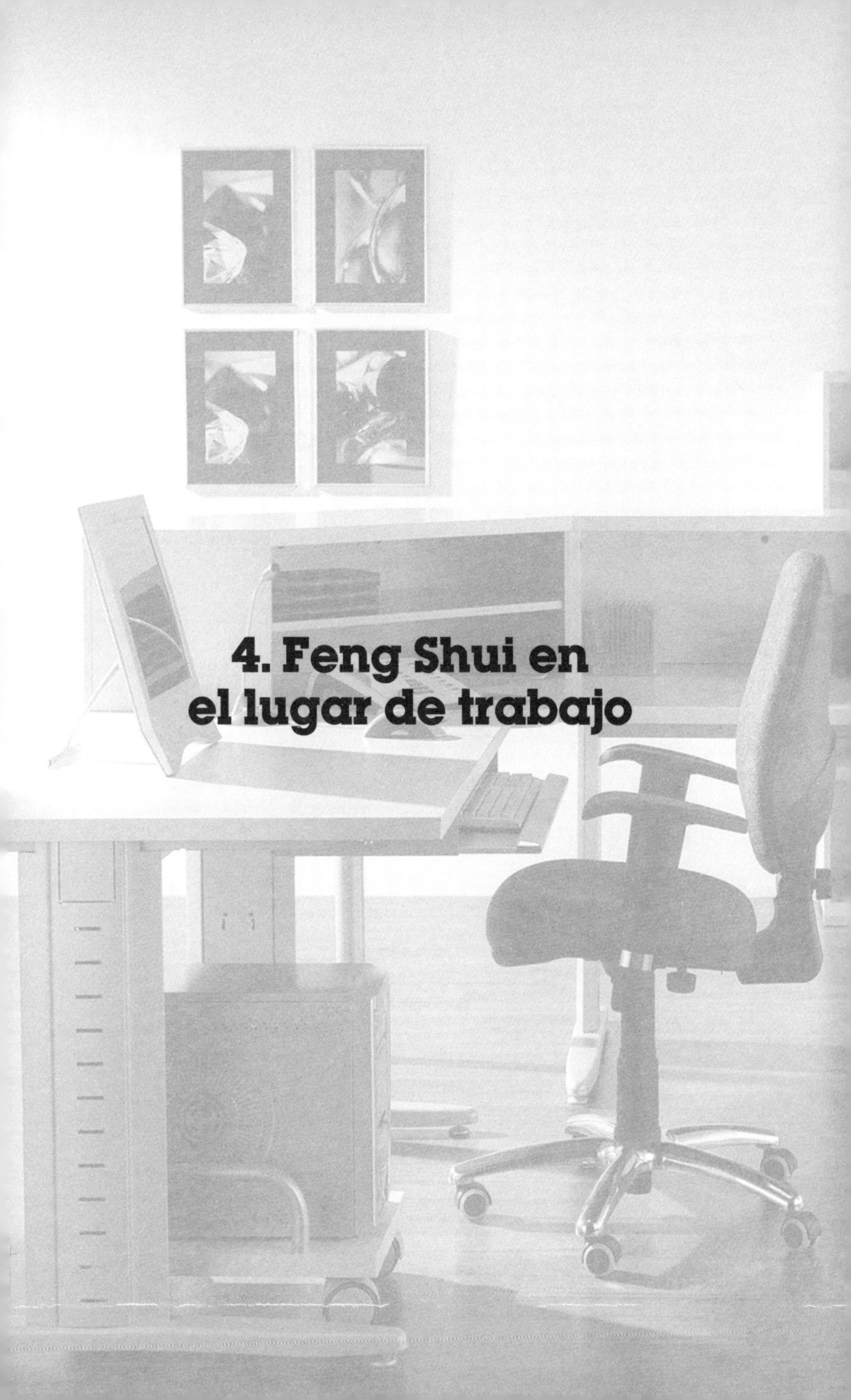

# 4. Feng Shui en el lugar de trabajo

El Feng Shui considera que la zona de trabajo debe reflejar las energías de la Tierra y el Metal en las Cinco Transformaciones. Para asegurar una sensación equilibrada y armónica de energía es conveniente que haya una iluminación similar en toda el área de trabajo, si bien se puede complementar con algún foco de luz individual. La motivación y las ganas de llevar a buen puerto una determinada actividad profesional se potenciarán si se tienen en cuenta una serie de factores.

## El espacio personal

Tanto si se trata del propio hogar como si se trata de un despacho profesional, se puede generar un Chi positivo, si bien en una empresa habrá que conjugar las distintas actividades que pueden llevarse a cabo.

Sí que pueden contraponerse aspectos como el descanso y la actividad en el hogar. Hay que encontrar el equilibrio entre los opuestos para conseguir que puedan convivir en armonía. Por ello es conveniente delimitar claramente el tiempo dedicado a cada actividad. Aún con eso, es importante disponer de una habitación independiente para realizar las tareas profesionales, de manera que se potencie el rendimiento y disminuya la sensación de agobio y estrés.

El lugar de trabajo debe ser un espacio funcional, donde el yin y el yang convivan en equilibrio. Dicho equilibrio se puede conseguir con un estado de relajación y concentración. Si hay armonía entre los diferentes objetos que conviven en el lugar de trabajo, se consiguen con mayor facilidad tales propósitos.

- El escritorio es aconsejable que sea amplio y con formas redondeadas, sin esquinas en ángulo.

- Sobre la zona donde nos sentamos debemos intentar no colocar estanterías ya que generan sensación de agobio.

- Contar con una especie de jardín zen nos ayudará a relajarnos y renovar energías.

- Colocar sobre el escritorio una figura pequeña o algún objeto artístico contribuye a activar nuestra energía.

- Si en algún lugar de la estancia existe una alfombra se recomienda situar una planta encima.

- En zonas donde haya elementos decorativos de origen natural, como sillones de piel o muebles de madera, es favorable situar en algún lugar próximo una pecera o fuente que mejore nuestro rendimiento.

- Los cuadros y elementos reconfortantes que nos recuerden retos conseguidos anteriormente en el trabajo y los estudios, o simplemente evoquen sentimientos, mejorarán nuestra confianza y nos ayudarán a seguir esforzándonos.

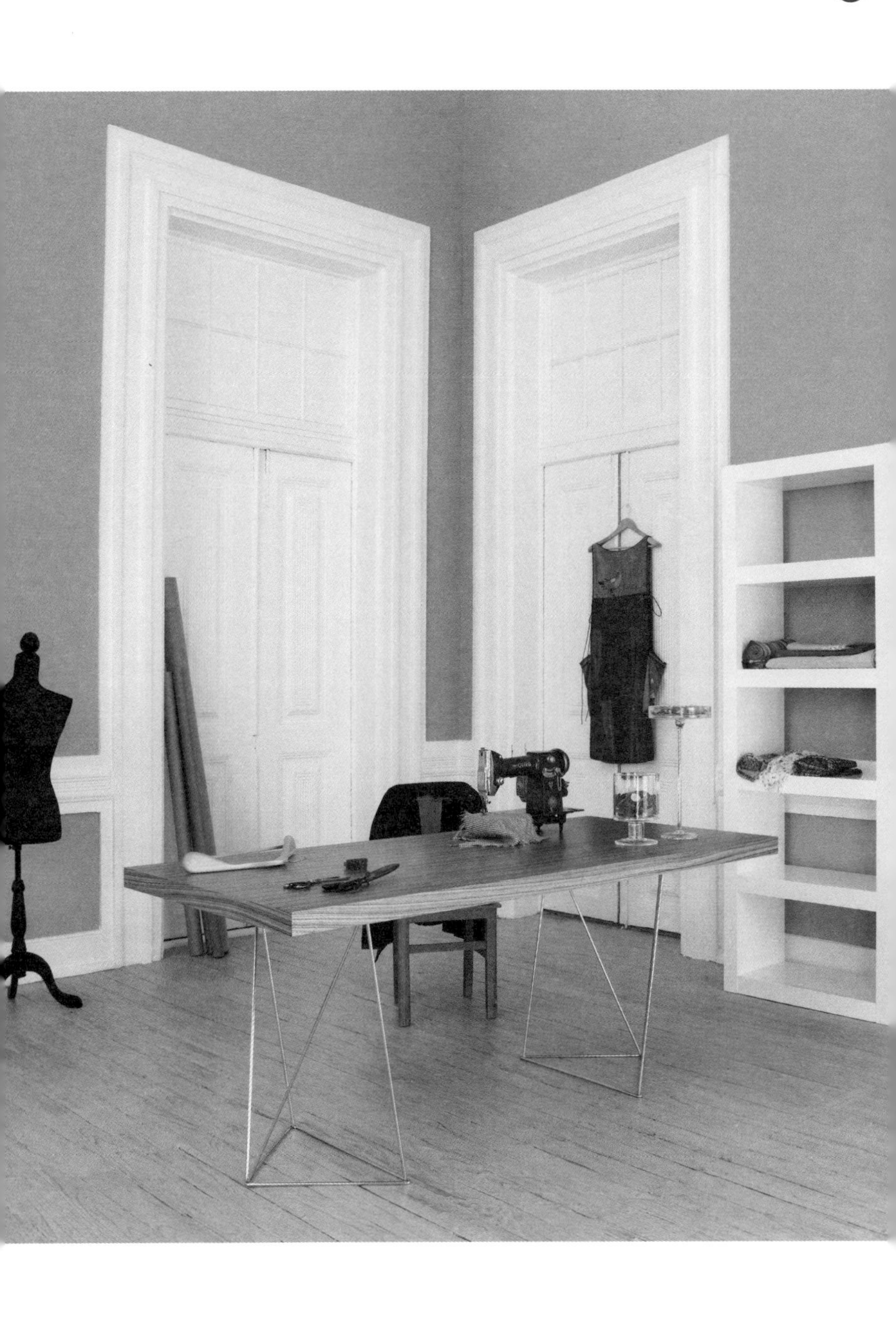

# El teléfono

El teléfono es probablemente el aparato eléctrico más importante de una oficina. La comodidad de su uso depende de la posición en el que se halle sobre la mesa.

Los cables deben estar bien escondidos, en especial si se trata de cables en espiral, que jamás deben cruzar sobre la mesa de trabajo. Al hablar por teléfono, la espalda debe estar recta para de esta manera abrir la vía entre el Cielo y la Tierra y que la energía comunicativa fluya sin trabas. La postura de apoyar el teléfono entre el hombro y la cabeza hace que, al doblar el cuello, se acelere el cansancio y se bloquee el Chi.

Si utiliza un teléfono inalámbrico, coloque sólo el teléfono sobre el lugar de carga cuando se esté agotando la batería. De esta forma, el teléfono estará siempre a mano. El uso de los teléfonos móviles debe ser limitado, ya que un uso excesivo provoca radiaciones electromagnéticas que pueden dañar el cerebro.

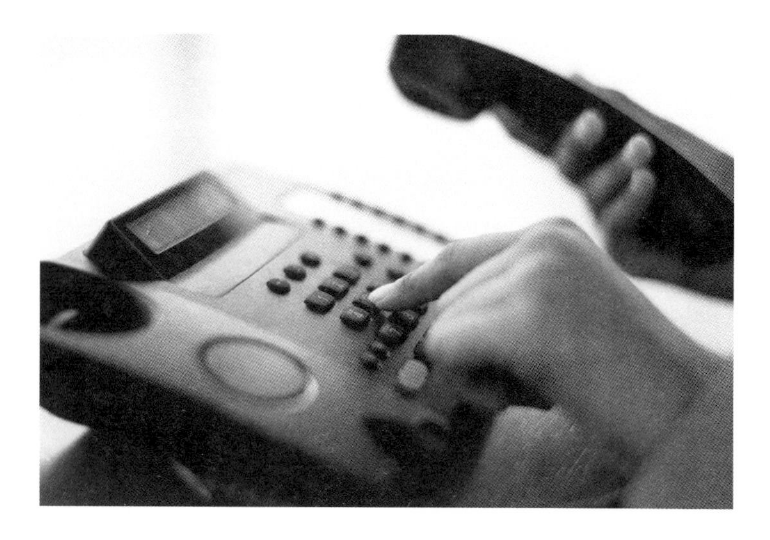

# La mesa de trabajo

La mesa de trabajo constituye la pieza fundamental del despacho, ya que puede suponer un avance en la carrera profesional de quien se sienta en ella.

La puerta del despacho nunca debe quedar a la espalda, de lo contrario una parte de la atención se desviará hacia atrás, ya que la energía penetra en la estancia desde esa dirección. Tampoco es conveniente sentarse junto a una ventana o tenerla directamente a la espalda. En muchas empresas asiáticas existe la creencia de que cuando un empleado es situado junto a una ventana es sinónimo que desean desprenderse de él. Si se da esta situación, coloque plantas junto a la ventana como protección o bien cuelgue un móvil de campanillas. También existe la posibilidad de colocar un espejo en la mesa, con lo que podrá ver lo que ocurre a sus espaldas, no obstante, no debe ser tan grande como para que pueda reflejar la energía que entra por la puerta.

Cuando una mesa se encuentra en una línea entre la puerta y la ventana, se halla en medio de una corriente de energía que la atraviesa. Existe la posibilidad de proteger la mesa de trabajo con un biombo o un tabique divisorio.

La mesa de trabajo debe dirigirse hacia la dirección Sheng Chi, lo más lejos posible de la entrada y, si es posible, que la mesa de trabajo quede alineada en diagonal con la puerta. En esta posición se dispone del máximo control posible. Una persona con la mesa junto a la puerta tampoco puede concentrarse completamente, sus pensamientos se van hacia cosas que suceden en el exterior.

La iluminación debe ser equilibrada, ni muy potente ni demasiado tenue, evitando los reflejos. La luz natural que llega de

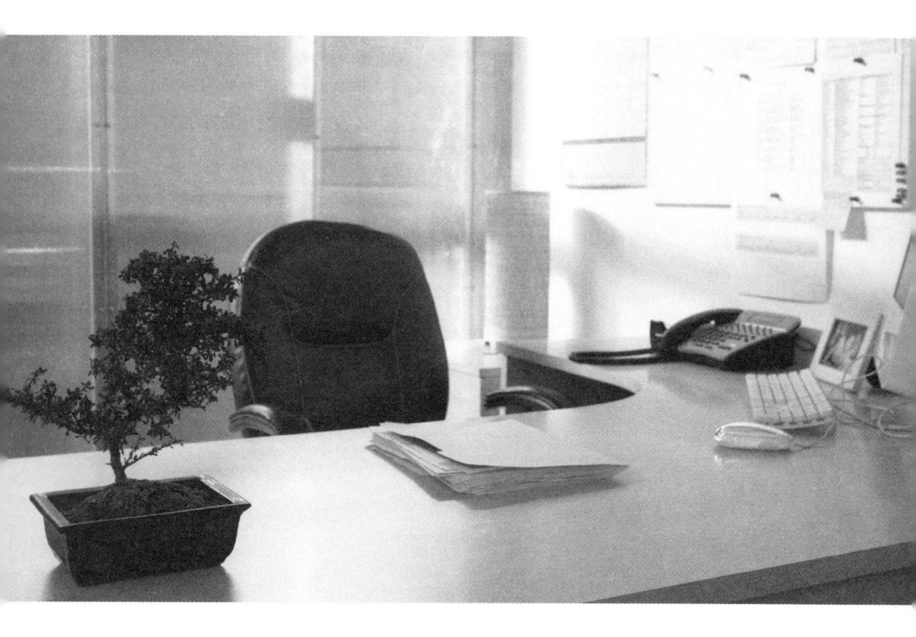

costado es la más propicia. Las estanterías o librerías son necesarias para guardar el material de oficina, teniendo presentes los bordes o aristas, ya que forman ángulos rectos y hacen que el Chi fluya con demasiada rapidez. Las mesas deben estar libres de papeles y deben mantenerse en orden, evitando todas aquellas cosas que puedan distraernos. No hay que olvidar que la limpieza y el orden mantienen la mente activa y concentrada.

Una de las formas más comunes para atraer energía adicional es colocar instrumentos de viento en la pared del despacho. Algunos símbolos relacionados con la propia profesión favorecen el flujo de ideas con las personas que son importantes para la carrera profesional de una persona. Una fuente de interior próxima al lugar de trabajo también constituye un elemento decorativo de primer orden, lo mismo que un acuario.

## La importancia del orden

El Feng Shui debe entenderse como una técnica de organización del espacio por lo que no es difícil entender que el orden tiene una gran importancia en nuestras vidas. El desorden puede inducir a la depresión y puede tener consecuencias importantes para la salud. Cuando una persona acumula demasiados enseres bajo la cama, ello puede llevar a producir insomnios.

También son negativos los relojes parados o estropeados, las macetas vacías, las cartas de antiguas relaciones... ya que son vínculos del pasado que nos impiden avanzar en la vida.

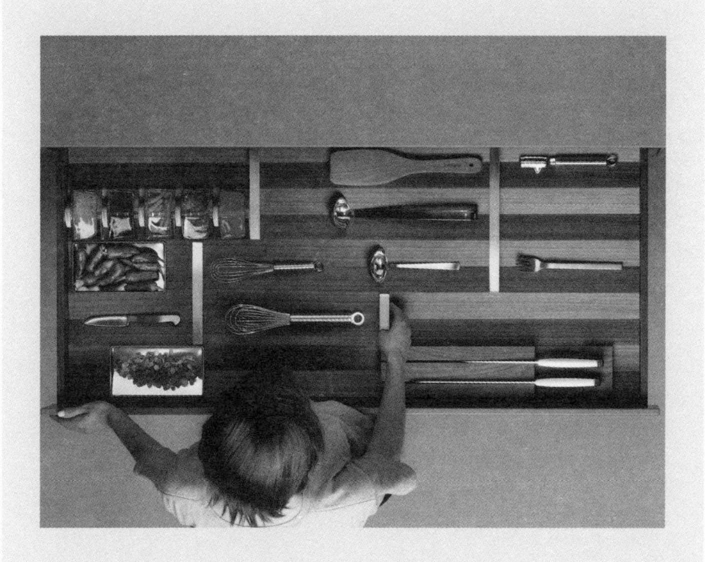

# Bibliografía

Atherton, Gahle, *Feng Shui The Perfect Arrangement*, Sandstone Publishing.

Chuem, Lam Kam, *La ciencia china del Feng Shui*, Ed. Integral.

---, *Feng Shui Handbook*, Henry Holt & Company.

---, *The Personal Feng Shui Manual*, Owl Books.

Collins, Kathryn, *Feng Shui para Occidente*, Ed. Urano.

Ffarington Hook, Diana, *The I Ching and Its Associations*, Penguin.

Sang, Larry, *The Principles of Feng Shui*, American Feng Shui Institute.

Skinner, Stephen, *Flying Star Feng Shui*, Tuttle Publishing.

Twicken, David, *Classical Five Element: Chinese Astrology Made Easy*, Writers Club Press.

---, *Treasures of Tao*: Feng Shui - Chinese Astrology - Qi Gong, Writers Club Press.

Wong, Eva, *Curso avanzado de Feng Shui*, ed. Gaia.

---, *Libro completo de Feng Shui*, ed. Gaia.